京都大学医学部内科学第二講座

百十五年の歴史と伝統

京都大学第二内科同門会 編
京都通信社

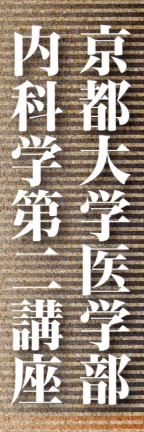

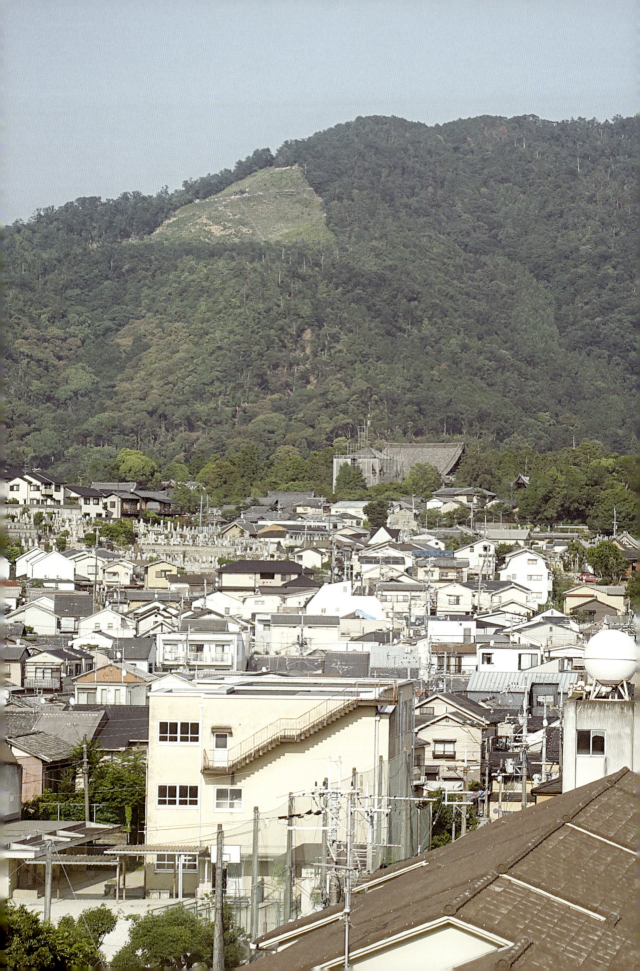

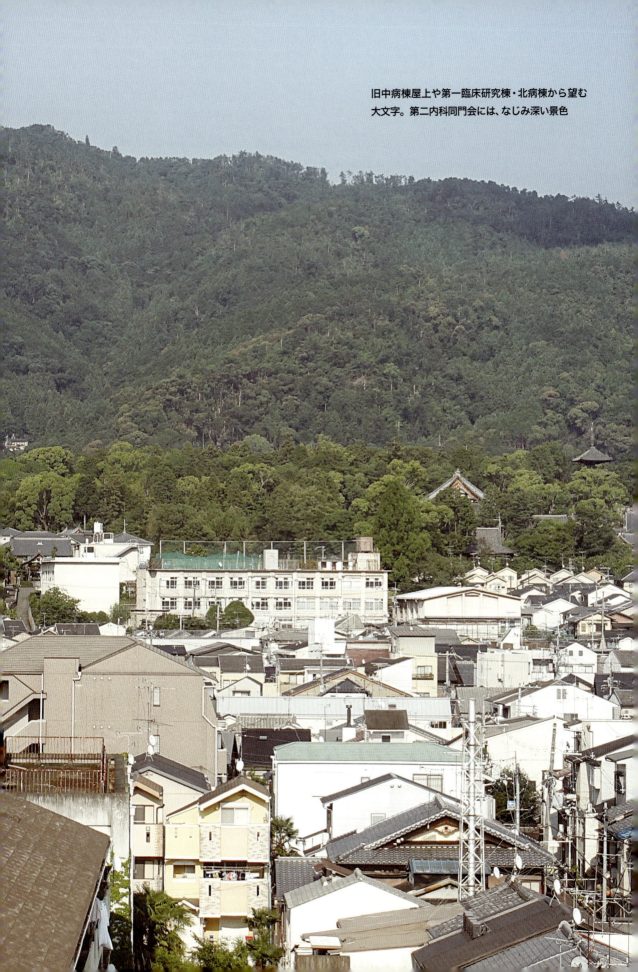

旧中病棟屋上や第一臨床研究棟・北病棟から望む大文字。第二内科同門会には、なじみ深い景色

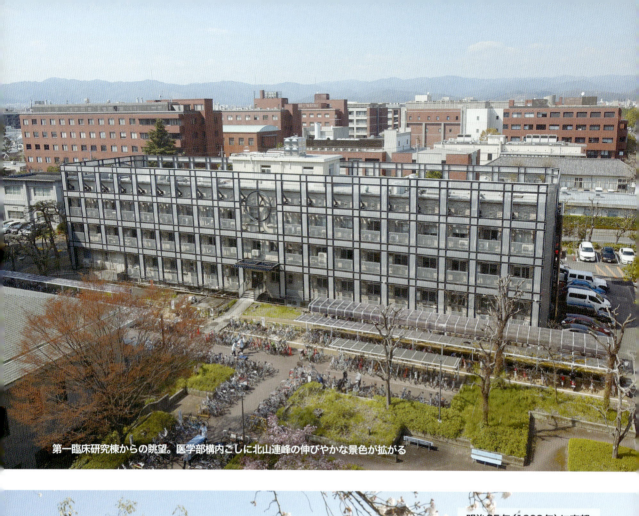

第一臨床研究棟からの眺望。医学部構内ごしに北山連峰の伸びやかな景色が拡がる

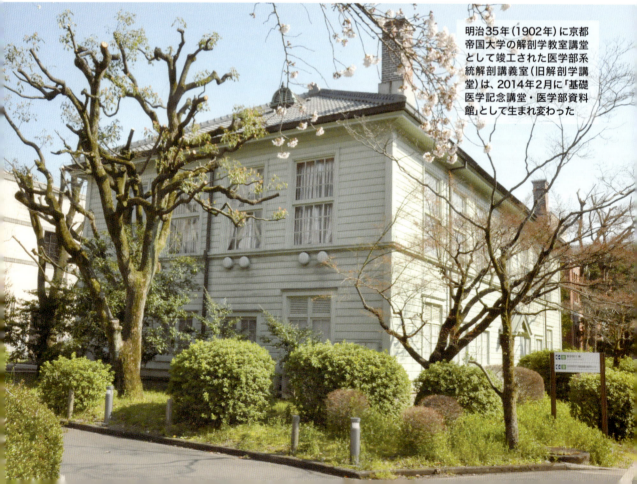

明治35年(1902年)に京都帝国大学の解剖学教室講堂として竣工された医学部系統解剖講義室(旧解剖学講堂)は、2014年2月に「基礎医学記念講堂・医学部資料館」として生まれ変わった

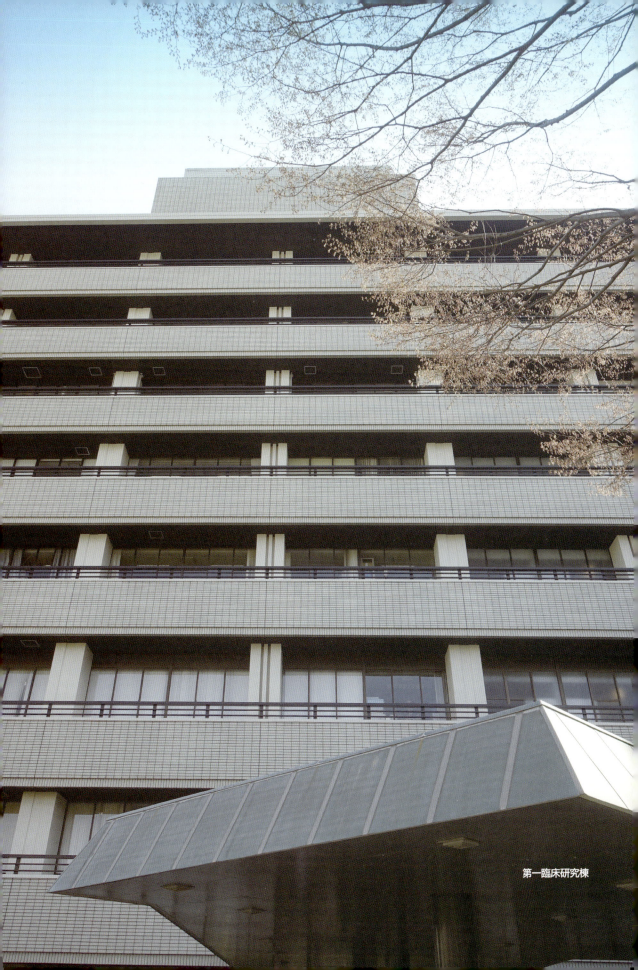

第一臨床研究棟

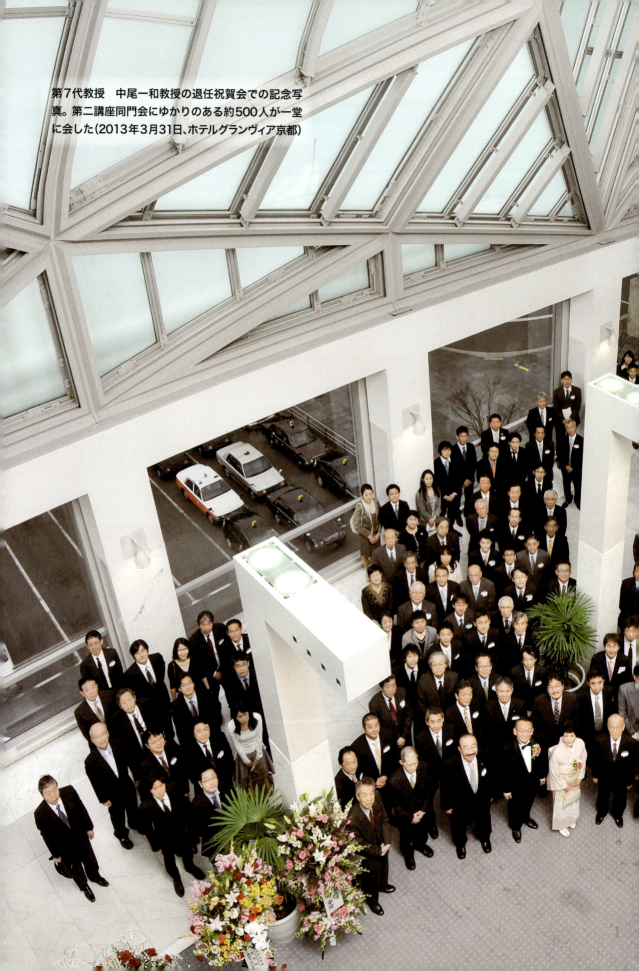

第7代教授　中尾一和教授の退任祝賀会での記念写真。第二講座同門会にゆかりのある約500人が一堂に会した(2013年3月31日、ホテルグランヴィア京都)

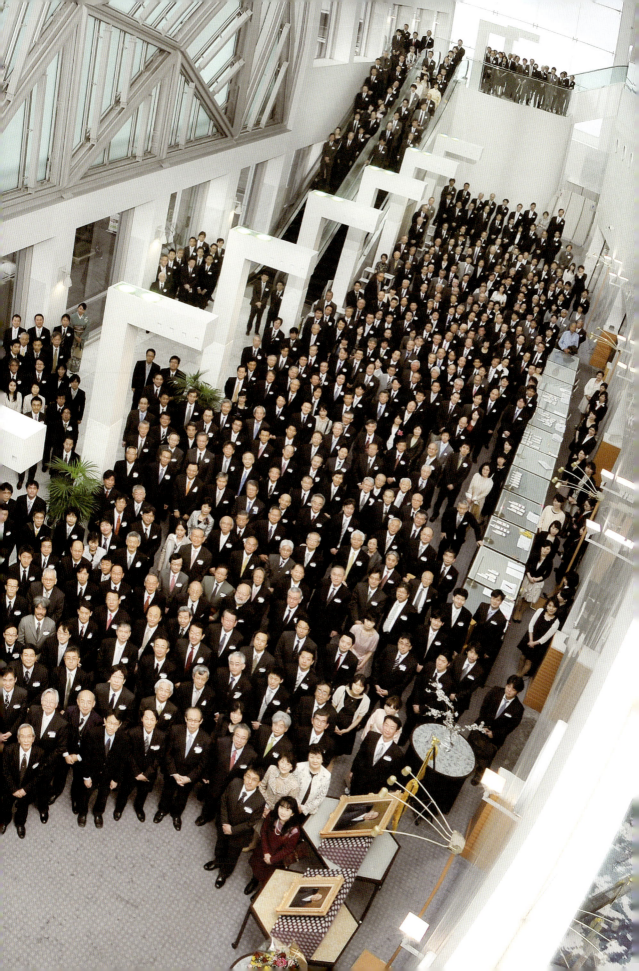

はじめに

　京都大学医学部内科学第二講座は、1901年（明治34年）、中西亀太郎初代教授の就任とともに始まり、1995年大学院重点化によって臨床病態医科学講座（主任中尾一和教授）と改称された。さらに2002年以降、内科学講座の再編とともに、それぞれ専門内科に別れ、かなり多くの人が内分泌代謝学講座、現在は糖尿病・内分泌・栄養内科学（主任稲垣暢也教授）講座に所属することとなった。従って内科学第二講座は、ほぼ20世紀とともに歩んで、発展的に解消した教室であると言ってよいであろう。

　20世紀は人間の活動も、医学も大きく変わった世紀であった。疾患で言えば前半は感染症、後半は非感染性疾患が中心であったし、医学そのものは研究も臨床も、特に20世紀後半に爆発的に進歩した。内科学から、検査医学、核医学、心療内科学、リハビリテーション医学、臨床疫学など、いくつかの分野が独立したし、内科学そのものも消化器、呼吸器、循環器、内分泌代謝、神経、免疫など、次第に分科していった。しかし他方では、特に高齢化とともに患者を総合的に診断し、治療を選択する総合医の必要性も高まっている。そして総合医は、地域医療の分野のみでなく、病院内でも求められる時代となってきている。

　そうした医学の流れの中で、京都大学の内科学第二講座の百十五年の歴史を振り返ってみることには、大きな意義があるといえよう。というのも第二講座は、内科学教室の中でも、最も広い分野の専門家を抱えた教室であったからである。歴代教授の専門が、感染症、消化器、血液、内分泌代謝、免疫と変わったこともあって、常に教室内に教授の専門分野と異なるグループが存在した。そのことは臨床研究を鋭角的に進めるのには有利でなかったかもしれないが、他方では他分野へ関心を持ち続ける視野の広い医師を育成する上には、大いに役だったと考えられる。というのも、教室内の症例検討会や研究発表会を通して、自然に異分野の知識を獲得することができたからである。

　分科と総合、それは内科学が抱え続けねばならない宿命的な課題であって、簡単な解がないことは明らかである。しかしまた、常に問い続けねばならない重要な問題でもある。京都大学医学部内科学第二講座の歴史を通して、この医学の不変の課題について少しでも理解していただければ幸いである。

　最後に座談会の開催を始め、本書のとりまとめに尽力された西谷 裕、中尾一和両氏に感謝したい。

平成31年4月吉日

井村 裕夫　（昭和29年卒 京都大学名誉教授）

もくじ

第1章 《座談会》京都大学医学部内科学第二講座の歴史と内科学の針路 ……… 3
井村裕夫／西谷 裕／中尾一和／伊藤 裕／稲垣暢也／岩井一宏

第109回日本内科学会講演会 会頭講演「内科学の使命と挑戦」（再録）
中尾 一和 ……………………………………………………………… 25

第2章　歴代教授の紹介 ………………………………………… 31

中西亀太郎教授 ………………………………………………… 32

松尾 巌教授 …………………………………………………… 33

菊池武彦教授 …………………………………………………… 34

三宅 儀教授 …………………………………………………… 35

深瀬政市教授 …………………………………………………… 36

井村裕夫教授 …………………………………………………… 37

中尾一和教授 …………………………………………………… 38

第3章　研究室（研究班）の紹介 ……………………………… 39

内分泌班（神経内分泌／甲状腺／副腎／骨代謝） ……………… 40

肥満・分子医学グループ …………………………………………… 45

高血圧再生グループ ………………………………………………… 48

糖尿病グループ ……………………………………………………… 50

神経グループ ………………………………………………………… 54

腎臓グループ ………………………………………………………… 58

免疫グループ ………………………………………………………… 60

肝臓班 ………………………………………………………………… 62

血液班 ………………………………………………………………… 65

心臓グループ ………………………………………………………… 67

同位元素診療部 ……………………………………………………… 70

呼吸器班 (座談会 参照)

第4章　同門会会員　所感 (53名) ………………………………… 71

		卒業年	ページ
1	角田沖介	昭和24	…… 72
2	山本剛夫	昭和24	…… 73
3	林 慶一	昭和28	…… 74
4	小松 隆	昭和29	…… 75
5	西谷 裕	昭和29	…… 76
6	清水達夫	昭和32	…… 78
7	新保愼一郎	昭和32	…… 79
8	泰江弘文	昭和34	…… 80
9	大林誠一	昭和34	…… 82
10	森田陸司	昭和35	…… 83
11	佐古伊康	昭和36	…… 84
12	大迫文麿	昭和38	…… 85
13	小西淳二	昭和39	…… 87
14	池原幸辰	昭和42	…… 90
15	石丸博明	昭和42	…… 91
16	竹内孝男	昭和44	…… 92
17	隠岐尚吾	昭和48	…… 93
18	石井 均	昭和51	…… 94
19	吉政康直	昭和52	…… 95
20	石田 均	昭和53	…… 97
21	佐野 統	昭和53	…… 98
22	塚田俊彦	昭和53	…… 99
23	辻井 悟	昭和53	……100
24	須川秀夫	昭和54	……101
25	井上達秀	昭和55	……102
26	赤水尚史	昭和55	……104

		卒業年	ページ
27	上嶋健治	昭和55	……105
28	西原利治	昭和55	……106
29	菅原 照	昭和55	……107
30	斎藤能彦	昭和56	……108
31	石田 博	昭和57	……110
32	梅原久範	昭和57	……111
33	錦見俊雄	昭和57	……112
34	伊藤 裕	昭和58	……114
35	田上哲也	昭和59	……116
36	細田公則	昭和60	……117
37	林 達也	昭和61	……119
38	小川佳宏	昭和62	……120
39	岡崎貴裕	昭和63	……121
40	中川 修	昭和63	……122
41	益崎裕章	平成元	……123
42	宮本恵宏	平成元	……124
43	山本祐二	平成元	……125
44	須田道雄	平成2	………126
45	浅原哲子	平成3	……127
46	森山賢治	平成4	……128
47	西條美佐	平成6	……129
48	菅波孝祥	平成6	………130
49	横井秀基	平成7	………131
50	川端大介	平成8	………132
51	冨田 努	平成10	……133
52	片岡祥子	平成16	……134
53	松原正樹	平成18	……135

(卒業年順)

編集後記　西谷 裕／中尾一和 ……………………………………………… 138

第1章

座談会

京都大学医学部内科学第二講座の歴史と内科学の針路

2015年 8月11日
京都大学医学部芝蘭会館別館 レストラン「しらん」にて

出席者

井村裕夫　京都大学 名誉教授	伊藤 裕　慶應義塾大学医学部腎臓内分泌代謝内科 教授
西谷 裕　恵心会京都武田病院 顧問	稲垣暢也　京都大学大学院医学研究科糖尿病・内分泌・栄養内科学教授
中尾一和　京都大学 名誉教授	岩井一宏　京都大学大学院医学研究科細胞機能制御学 教授

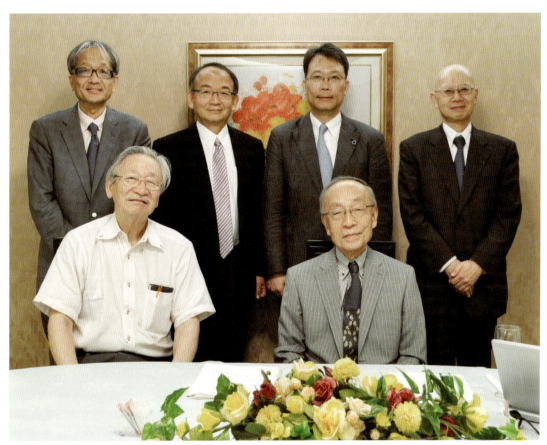

前列右から、井村裕夫、西谷 裕、後列右から、岩井一宏、稲垣暢也、中尾一和、伊藤 裕の各氏

1901年に、京都帝国大学医学部内科学第二講座初代教授として、ドイツ医学を日本に伝えたベルツ教授の弟子の中西亀太郎教授が就任された。その後、ドイツ医学様式から始まった我が国の講座制度は大学院化とともに、米国医学様式の専門内科形式に変更され、1997年には京都大学医学部の大学院大学化にともなって臨床病態医科学講座（Department of Medicine and Clinical Science）に名称変更された。内科学第二講座の100年の伝統を受け継ぎ、教室の針路を「臨床病態を究める医科学」に定める決意のもとでの講座名の変更であった。2005年の再度の名称変更では、米国式に内科学講座内分泌代謝領域に変更になり、教室の名称は「内分泌代謝内科」と専門分化した領域名になった。さらに2015年「糖尿病・内分泌・栄養内科」に名称変更され現在に至っている。

歴史のなかで名称は変わっても内科学第二講座の"Legacy"は今後も教室の関係者に受け継がれ、その潮流は波及し続けている。

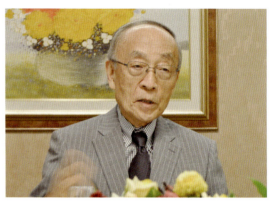

井村裕夫　京都大学　名誉教授
1954年京都大学医学部卒業。内科学とくに内分泌代謝学を専攻。神戸大学教授、京都大学教授、医学部長を経て、1991-1997年京都大学総長。1998-2004年総合科学技術会議議員として科学技術政策に関わる。2004年以降、JST研究開発戦略センターの活動を通して、新しい医学の方向として先制医療を提案し、同時期に先端医療振興財団理事長として神戸医療産業都市の整備に尽力した。現在、稲盛財団会長、日本学士院会員、米国芸術科学アカデミー名誉会員などを務める。

中尾　立秋を過ぎて、「涼風至（すずかぜいたる）」という候です。新暦ではお盆の前の1週間が「秋となり」に相当する時期です。第二内科の歴史をふりかえるにふさわしい時期ではないでしょうか。きょうは、内科学の針路についてのみなさんのご提言をうかがいたいと思います。

最初に、1899年に「京都大学内科学第二講座」が創設されて以来の歴史の概略と、在籍中の思い出を井村先生にお話しいただこうと思います。

明治期から現在に至る
内科学第二講座の流れ

井村　京都大学医学部の始まりから申しあげますと、当初、医学部は岡山市から移設する予定だったと聞いています。旧制第三高等学校（現・京都大学）の附属医学専門学校（現・岡山大学医学部）が岡山市にあって、これを京都に移設して京都大学の医学部にする予定だったのです。しかし、「医学専門学校は岡山に残してほしい」という地元の希望があって、京都大学は医学部を新設することになりました。

当時の一般的な医学校では内科は一つでしたが、帝国大学ですから東京大学と同じく三つの内科をつくりました。第一内科、第二内科が先にできて、まもなく第三内科ができます。第二内科の初代主任教授には中西亀太郎先生が選ばれました。

中西教授は、1891年（明治24）に東京帝国大学を卒業されています。日本に内科学をもちこんだエルヴィン・フォン・ベルツ教授のお弟子さんでもあります。自治医科大学学長の永井良三さんが、『ベルツ博士と日本の医学──ベルツ賞50周年記念』（ベルツ賞事務局、2014）を上梓されましたが、この本に中西先生のことが出てきます。これによると留学中のドイツから1901年（明治34）に帰国されていて、そこから内科の教室づくりに取り組まれたのではないかと思います。当初は研究的なことよりも、とにかく内科医の教育と臨床に力をいれておられたのでしょう。中西教

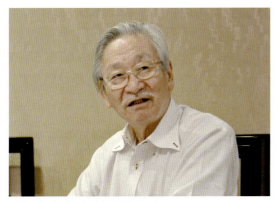

西谷 裕　恵心会京都武田病院 顧問
1954年京都大学医学部卒業。1964-66年、米国ミシガン大学精神神経研究所にて脳波学および光誘発電位の研究に従事。1967年、京都大学第2内科に［神経外来］を創設。1975-78年、大阪北野病院内科部長（神経内科担当）に。1978-1994年、国立療養所宇多野病院副院長を経て院長、名誉院長を務める。日本神経学会名誉会員、日本神経治療学会名誉会員。2006年、瑞宝中綬章を受章。

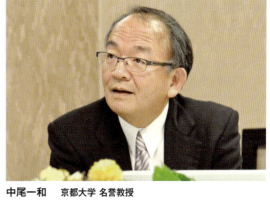

中尾一和　京都大学 名誉教授
1973年に京都大学医学部卒業。内科学（内分泌代謝学）専攻。1992-2013年、内科学第二講座（臨床病態医科学・内分泌代謝内科）教授。この間にEBM研究センター長、探索医療センター長、日本内分泌学会理事長、日本肥満学会理事長、国際内分泌学会組織委員長、日本内科学会総会会頭などを歴任。「基礎研究の成果を臨床応用する：トランスレーショナル科学」を推進して診断法（ANP、BNP）、治療薬（ANP、レプチン）への実用化に成功。CNPの治療実用化を推進中。認定NPO法人日本ホルモンステーション理事長。

授の関心は感染症でした。大葉性肺炎をテーマに内科学会で宿題報告をされていますし、結核にも関心があったと聞いています。

　二代目の主任教授は松尾 巌先生で、1920年（大正9）に教授になられました。ご専門は消化器で、肝臓、胆石、胃腸の研究です。松尾先生は開腹手術を受ける前の患者さんを丁寧に触診してから外科に送り、手を洗って手術場にも入り、開腹してからまた触診して、「触れていたのはこれだ」と確認されたそうです。外科の先生には嫌われたという話ですが、『開腹術の前後』という3巻の本を書いておられます。

　三代目の主任教授は菊池武彦先生で、ご専門は血液学。とくに原爆の調査をライフワークにされていました。四代目の三宅 儀先生は第一講座（第一内科）の辻 寛治先生のお弟子さんで、内分泌学がご専門でした。五代目は免疫学がご専門の深瀬政市先生、六代目の私は内分泌学を継いで、七代目は中尾一和先生の内分泌学、そして現在の稲垣暢也先生にと連綿と続いています。

　調べてみると、第一講座は脇坂行一先生以来ずっと血液学が専門です。第三講座は真下俊一先生からずっと循環器学。第二講座（第二内科）だけが専門を変えています。しかも、われわれのころまで、第二講座の入局者がいちばん多かった。私のクラスは25人くらいがいました。だから、第二内科がもっとも一般内科に近く、多様な専門の人たちがいたのが特徴だろうと思います。

中尾　ありがとうございます。内科学第二講座の初代主任教授の中西先生からいまに至る主任教授の流れを、井村先生にご紹介いただきました。

　この背景には、病気の変遷があります。中西先生の感染症から最近の生活習慣病、あるいは癌、精神神経疾患などの大きな流れです。もちろん、免疫学の進歩による新しい分子機構も加わりました。科学研究の結果、獲得した知識量は膨大です。この間にICTやAIの目覚ましい進歩や医学知識の集積、医療機器の驚異的な進展もあります。科学の進歩が、内科学をとりまく国際的な環境にも影響をおよぼしています。

　このなかで歴代の教授がそれぞれの専門領域を基礎に内科学の重要性を考え、取り組んでこられた。これが第二講座の歴史ではないかと思います。

初体験の疾患に挑戦する日々

中尾 ここで井村先生にもういちど、入局されたころの第二講座、内科学の歴史を背景にしながら、当時の状況をお話しいただきたいと思います。

井村 私は1954年に卒業し、1年間のインターンをして、55年に第二講座に入りました。主任は三代目の菊池先生で、血液疾患の研究が中心でした。第二内科は「一度は外に出る」のが大原則で、私も2年あまり大津市の赤十字病院でたくさんの経験を積みました。

　忘れられないのはクッシング症候群で、大津赤十字病院で初めて診ました。しかし、尿中ステロイドは当時の京都大学では測れない。そこで、検査技師を連れて岐阜県立医科大学の三宅 儀先生のもとに行き、2日ほどかけて測定法を勉強して帰ってきました。しかし、いざやってみると17-KSは測れるが17-OHCSはうまくいかない。結局は尿を岐阜大学にもっていって診断を確定しました。

　当時はCTなどありませんから、内分泌学的に腺腫と診断しましたが、それが右にあるか左にあるかもわからない。空気後腹膜充盈法で、後腹膜にどんどん空気を入れて断層をみる。ところが、後腹膜は脂肪が多いから、それでもわからない。結局、患者さんを連れて京都大学に帰ってきました。当時は三宅教授が京都大学の第二講座の教授に着任されたころで、三宅内科のクッシング症候群の第一例になりました。泌尿器科で手術してもらって、右側の腺腫であると確定しました。

　内分泌の道に進んだ理由は、三宅先生に難しいテーマをいただいたことが始まりでした。大津から京都大学に帰ってくると第二内科の教授が替わって、「これからは内分泌代謝をやろう」という雰囲気だったのです。しかも、肝臓グループや呼吸器グループなどいろいろありました。そういうなかで、西谷 裕先生は神経を始められた。第二内科がいちばん多様だった時代です。

中尾 西谷先生は、神経を始められたのですね。

西谷 そうはいっても、第二内科に入局して最初の症例は、14歳の女の子の胃がんでした。おかしな細胞があって、血液専門の医師が第二内科にはたくさんおられたので尋ねると、「シグネット・リング・セル（印環細胞ガン）」だと。位相差顕微鏡を研究されていた空地啓一先生に写真を撮っていただいて、内科地方会で症例報告（追加発言）しました。

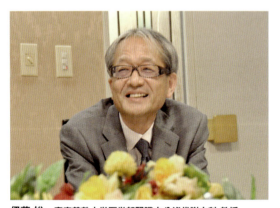

伊藤 裕　慶應義塾大学医学部腎臓内分泌代謝内科 教授
1983年、京都大学医学部卒業。1989年同大学院を修了後、米国ハーバード大学医学部、スタンフォード大学医学部で博士研究員、2002年に京都大学大学院医学研究科臨床病態医科学講座助教授を経て、2006年から現職、2009年から総合医科学研究センター副センター長兼任、2015年から百寿総合研究センター副センター長兼任、2015-2018年、日本学術振興会学術システム研究センター 主任研究員、2015-2019年日本内分泌学会代表理事、2019年から日本高血圧学会理事長を務める。

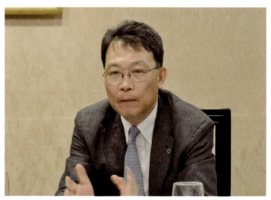

稲垣暢也　京都大学大学院医学研究科糖尿病・内分泌・栄養内科学教授
1984年に京都大学医学部卒業。京都大学医学部附属病院、田附興風会北野病院での研修医経験をへて、1987年に京都大学第二内科大学院に。1992年1月に同大学院を修了後、千葉大学講師、助教授、秋田大学医学部教授をへて、2005年から現職。2015年-2018年度には京都大学医学部附属病院 病院長を務める。

中尾 現在の胃がんの病因から考えると、どのようなことが起こっていたと考えられますか。

西谷 私は早く赴任したので次の人にお願いして、戻ってきたときには亡くなっていました。2、3か月のとても早い経過でした。このようなケースも第二内科では簡単に診断がついて、手取り足取り教えてもらって発表できたようなものでした。

井村先生と同じ時期に、私は高松赤十字病院に赴任しました。内科部長の小神公一先生は消化器のご専門でしたが、初期トレーニングの場としてこれほど恵まれたところはなかったですね。

第二内科には、研修条件のよい赴任先がたくさんありました。松尾先生、菊池先生の流れが大きかったのですね。しかも香川県では、「高松日赤で脈をとってもらえれば喜んで死ねる」という雰囲気があって、多くの症例も集まりました。

SLE（全身性エリテマトーデス）にしても、高松日赤の近くの図書館で調べて、割箸で白血球をくずして、いわゆるLE現象を経験できました。それに、5-FUが出てきたころで、武田薬品に依頼して手に入れ、白血病の娘さんに投与して著効をみました。自宅で死亡しましたが、丸亀市民病院の剖検室を借りて同級の外科の小林先生と2人で剖検して、中四国内科地方会に症例報告をしました。

おもしろいのはバンチ症候群（特発性門脈圧亢進症）ですね。現在は不思議とあまり症例はないのですが、9例のバンチ症候群を経験しました。その半数は、外科の足立道五郎先生と組んで脾摘することで肝硬変もよくなった経験もあります。高松日赤には病理はありませんでしたから、倉敷中央病院の病理部にもって行き、満州でのカラ・アザール（内臓リーシュマニア症）の研究で知られる中川眞佐夫先生に教えていただきました。その標本を京都大学の病理に送ったら、翠川 修先生から学生実習に使わせてもらいたいと。

当時のバンチ症候群には、脾機能亢進症という概念がありました。ウサギの耳静脈に患者血清を注入すると赤血球が減るという実験結果があって、追試した経験もあります。それくらいのことは病院でもできて、みんな大目に見てくれるゆとりがありましたね。

個性的で刺激に満ちた時代

中尾 西谷先生が神経の領域に関心をもたれたきっかけは……。

西谷 私は一生の仕事としては「脳」をやりたかった。脳こそ「残された暗黒の大陸」だと思っていたのですね。学生時代には精神科に進もうかと思った時期もありましたが、当時の精神科は物質的な基礎がない感じでした。大学の教室によって病名が異なるような時代でしたしね。典型的なのは、前川孫二郎教授による「癒着性クモ膜炎」。前川先生は頭の切れる方で、ある意味、この病気は先生が考え出した直感的妄想。（笑）これで学位論文も数編できたし、学内外にこれを否定する先生はいない時代だった。

そうこうしているうちに、「精神科はやめて内科で臨床神経学をしよう」と。当時はまだ、神経内科という用語はなかったのです。そうして内科に戻って三宅 儀教授に会うのです。

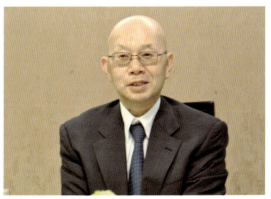

岩井一宏 京都大学大学院医学研究科細胞機能制御学 教授
1985年、京都大学医学部卒業。神戸中央市民病院での研修医経験をへて、1987年に京都大学第二内科大学院に。1993年から3年間、アメリカ国立衛生研究所に留学したのち、京都大学大学院医学研究科免疫細胞生物学助手・助教授をへて、2001年に大阪市立大学大学院医学研究科教授、2008年に大阪大学大学院生命機能研究科代謝調節学／医学系研究科医化学教授に。2012年から現職。2018年からは医学研究科長を務める。

そのときに大学院に入ったのは4人。私と井村先生、日下部恒輔先生、八幡三喜男先生。三宅先生は、「一人くらい神経学をする人がいてもいいね」と。

あのころは、東京大学の沖中内科に内科講座の一つのモデルがあって、そこには内分泌も自律神経も循環器もあった。しかも、その10年くらい前から臨床神経学に若手の俊秀がぞくぞくと集まっていた。

中尾 三宅先生と沖中重雄先生は、同年代ですか。

井村 ほぼ同年代ですね。

西谷 三宅内科は東京大学沖中内科の京都大学版という面がありました。第三内科のドグマティックな雰囲気にはついていけない感じがあって、第二内科で神経をやってよかったなと思いました。そのかわり、学会ではいつも孤軍奮闘でやらねばならない。全国的には反沖中というマイノリティな集団でも、名古屋大学、慶応義塾大学などの先生がたがおられて助けられました。

中尾 西谷先生を神経領域に進ませるきっかけになった症例はありましたか。

西谷 高松日赤では、脳血管障害以外の患者はほとんどいませんでした。ただ一人診たのは14歳くらいのウィルソン病。精神神経症状にてこずりましたが、肝硬変が腹水で見つかりました。

当時の三宅先生は、「神経をしたいのなら、脳波で視床下部下垂体疾患がわかると言っている鳥取大学の下田光造先生の仕事を調べてみなさい」と言われ、下田先生の考えが間違っていると検証しただけで学位をもらいました。当時は内科で脳波を扱うこと自体がとんでもない話でしたが、三宅先生には先見の明があった。（笑）

中尾 神経領域に関心をおもちだった西谷先生は、ウィルソン病の症例から錐体外路症状にも興味をもたれたのですね。視床下部下垂体疾患における脳波の研究（1928年）は、神経機能研究に大きなインパクトを与えた。当時は、脳波ですべてがわかる、という勢いでしたね。

西谷 実際には、内科領域で脳波を調べてわかる

のは癲癇くらいでしたね。

中尾 そのような背景をもとに、第二内科で神経領域を開拓されたのですね。

井村 すこし追加しますと、私と西谷先生、日下部君、八幡君は、三宅先生が京都大学に戻ってこられて最初の大学院学生。この4名は三宅先生から直接にテーマを与えられ、どの研究室の所属でもなかった。自分たちで勉強会や、もちまわりのジャーナルクラブをしたりしていました。

西谷 三宅先生はどのような教室にするかをずいぶん考えていて、一つの案として、読んできた論文を教授室で本読みする、一種のジャーナルクラブ。それに、大学院生の4人だけに直接にテーマを出されたが、1回で懲りたのか翌年はやめられた。よほど手間がかかったのかな。（笑）

中尾 私の第二内科との出会いは、井村先生と西谷先生との出会いでした。2年生か3年生のときに同じ下宿の医学部の先輩に誘われて、SU剤の作用に関する臨床研究に健康人ボランティアとして協力しに行ったのが、井村先生と八幡先生との出会いでした。日本にSU剤が入ってきた時代で、SU剤で低血糖を起こす先輩もいて、たいへんインパクトのある経験でした。（笑）

私と西谷先生との出会いは、5年生か6年生のころ。私の出身地の患者さんが肢帯型の筋ジストロフィーで、その患者さんについて西谷先生の神経外来に行ったのが最初の出会いでした。

文化大革命、ベトナム反戦運動、五月革命、そして日本の大学紛争は

中尾 私が学生時代に経験したもっとも大きなインパクトは、動けなかったパーキンソン病の患者さんがLドーパ治療で動けるようになることが発見されたころで、薬理学で受けた強烈な講義です。隣の生化学教室では、早石 修先生のレッシュ・ナイハン症候群など尿酸代謝の異常から起こる先天性疾患の原因を解き明かす魅力的な研究成果の講義を聴いてたいへん感銘を受けてい

ました。いっぽう、大学紛争も勃発していて、研究室がほとんど使えない時期を学生時代に経験しました。

われわれの学生時代には二つの大きな時代背景がありました。私たちより年上の数学年がもっとも激しい大学紛争に巻き込まれた時期で、先輩世代にはぽっかりと人材の空白ができていて、われわれは先輩のぶんも勉強することが期待されたように思います。それは同時に、大学が荒廃するなかで、科学する、学問することに飢えた時代でもありましたね。

西谷 すこし付け加えると、大学紛争はまったく空しかったわけではない。いろいろな問題はあったが、研究発表のプライオリティを主張できるようになった良い面もありました。

中尾 そうですね、かならずしも研究した人の名で論文が発表できる時代ではなかった。研究した本人がトップオーサーになれるようになったことが、学問領域における大学紛争の大きな産物になったのですね。

西谷 プライオリティの問題が戦後も続いたのは、医学部だけの現象ですね。

井村 大学紛争がなぜ起こったのかは、文明史的にとても興味深いですね。中国では、「造反有理」のスローガンで文化大革命が始まった。アメリカでは、ベトナム反戦のかたちで始まった。

中尾 フランスでは1968年に、パリのカルチエ・ラタンで勃発した五月革命など、学生を中心とする大きな民主化運動が起こりましたね。

西谷 フランスの大学教育も、当時はまだ古かったのでしょう。

井村 日本ではインターン廃止運動が最初にあって、それが全学に波及した。世界大戦が終わって20年ほどですから、なにかあったと思うのですよ。大学大衆化の影響かもしれないね。

西谷 フランスの五月革命のあった1968年は、世界史的にも特別な年だったと思う。

中尾 日本社会は高度成長期の時代でもありましたね。私が研修医のころは、「低栄養の時代」から「過栄養の時代」に移る時期でした。栄養失調の患者さんを見つけるための体重計は、70年代からは過体重、肥満を捉える目的に変わった。(笑)

いっぽうで、神経機能にアプローチする方法が脳波しかなかった時代に下垂体ホルモン、とくに視床下部のホルモンが見つかり始めた。視床下部から下垂体機能を研究するなかで、「脳の窓」といわれた神経内分泌的な変化を成長ホルモンや下垂体ホルモンで捉える時代でした。そこに神経内科領域と神経内分泌領域とのつながりを感じながら、私は大学院に戻ってきました。すると、井村先生から、「エンドルフィンというおもしろい物質が脳から見つかった。この研究を大学院でしないか」というお話を受けた。これが井村先生の大学院生1期生として帰ってきたときの最大の思い出です。

糖尿病が日本人にとって最強の
リスク・ファクターに

中尾 このような肥満の話、糖尿病研究室のあたりを含めて、稲垣先生から井村先生の教室の領域と、稲垣先生はなぜ糖尿病の道を選ばれたのかをお話しくださいませんか。

稲垣 私は1984年の卒業ですが、学部6年生のときに第二内科の清野 裕先生から、「うちで糖尿病の研究をしないか」と誘われました。当時はいまほど糖尿病患者さんは多くなくて、当時の日本の糖尿病患者さんは200万人ほど。病棟に数人いるかいないかくらいでした。

中尾 まだ当時は、糖尿病は最強のリスク・ファクターとは言われていなかったのですね。(笑)

稲垣 でも清野先生は、「日本の糖尿病はこれから間違いなく増える。重要な疾患になるので糖尿病を研究しないか」と。しかも、研修先の北野病院には内科部長に八幡三喜男先生がおられて、内分泌学や糖尿病をずいぶん鍛えられました。なにせ、当時の糖尿病の治療薬はSU薬しかない時代。メトホルミンもありましたが、当時は乳酸

アシドーシスの問題があって、日本では怖がってあまり使わない時代でした。それでも八幡先生は、「メトホルミンはうまく使ったらとてもいい薬だ」と、当時からおっしゃっていました。90年代にエビデンスができて、メトホルミンが一気に使われるようになるまえの話ですから、やはり八幡先生には見識があった。

北野病院にいるころには、ヒト型のインスリンが使われるようになりました。とはいえ、強化療法はエビデンスが充分でなくて、インスリンの種類もあまりない、なんとか手に入るような時代でした。いま思うと、清野先生と八幡先生との出会いがこの道に進むきっかけでした。

白血病の治療や循環器系の治療にくらべると、当時の血糖のコントロールはとても地味な分野で、糖尿病研究の将来は大丈夫なのかという心配もありました。（笑）

中尾 ヒト型のインスリンは大きなインパクトでした。これでほとんど解決するのではないかと思ったものの、決定的な解決法にはなりませんでしたね。

稲垣 たしかにヒトのインスリンは登場しましたが、血糖の測定もまだまだ煩雑でした。

中尾 ヘモグロビンA1cは出始めていましたか。

稲垣 ヘモグロビンA1までで、A1cまでいってなかったと思います。

井村 A1だったね。

稲垣 ヘモグロビンA1も、現在のヘモグロビンA1cほど重視される時代ではありませんでした。

中尾 われわれの院生時代になって、心臓血管系疾患のリスク・ファクターとしては、糖尿病が最強であると認識され始めました。

稲垣 糖尿病の細小血管障害である網膜や腎臓や神経合併症をいかに減らすか、いかに血糖をコントロールするかが主で、まだ循環器系疾患とつながっている時代ではなかった。

中尾 内分泌代謝疾患の病気が、糖尿病を中核とする流れと、疾患数は少ないが新しい視床下部ホルモンなどが発見される神経内分泌疾患の流

れとが並行して動くのですね。しかも、そのなかで科学的進展が多くあった免疫学という新しい領域が同時に発生した。岩井先生、その歴史をお願いします。なぜ、岩井家は三代続けて第二内科なのかもお話しいただけますか。（笑）

免疫学の発展
——糖尿病と神経内分泌疾患が 内分泌代謝の二大潮流に

岩井 私は免疫学の研究室にいましたが、それは偶然の結果かと思います。大学を卒業したのは1985年で、第二内科に加わるのは2年後の1987年です。祖父は1921年（大正10）卒業で、松尾厳先生の時代に入局しています。最初は第二内科の消化器だったのですが、結核研究所ができて放射線科もできるというので異動しています。

井村 そう、岩井孝義先生、内藤益一先生、辻周介先生と、結核研究所の中核は第二内科でした。

岩井 父は1949年（昭和24）卒業で、菊池武彦先生のもとで血液学を学んで、そのあと三宅儀先生と内分泌学を研究しました。17-KS、17-OHCSをずっと測っていたようです。

中尾 私はその講義を受けました。

岩井 私自身も父に騙されて、ステロイド製剤を2週間服用して24時間蓄尿をしたことがあります。（笑）「自分の子どもで実験をするとは」と驚いたものです。（笑）

小学校も京都大学のそばで、1968年が大学紛争のもっとも派手な年でしたから、小学3年生で休校も経験しました。東一条通から東側の子どもは、小学校にも通えませんでした。しかも大学に入ると、父が第二内科と医療短期大学におりましたから、そのことを先生方から指摘されます。それが嫌で、大学の講義にはほとんど出ないという悪い学生でした。（笑）

研修でいろいろ経験しましたが、やはり内科が魅力的でした。大学にはなるべくいたくないと、研修は神戸の中央市民病院を選びました。たくさんの症例を診ることができましたが、当時は

対症療法的な医療が多く、やはり大学の内科で臨床をしたいと考えて大学院に入学しようと思いました。「京都大学の第二内科は東京大学の第三内科と並んで日本の内科の中心である」と刷り込まれていたこともあって、第二内科を希望しました。ただ、私は天邪鬼な性格だったのでしょうか、「第二内科の主流ではない仕事をしたい」と思っていました。（笑）それで、深い考えがあったわけではなく、免疫学を選んで熊谷俊一先生の研究室に入りました。

井村 恒松徳五郎先生はおられなかったのですか。

岩井 恒松先生は島根医科大学に、櫻美武彦先生は国立療養所霧島病院長になられたあとでした。ですから、免疫の研究者が抜けて、熊谷俊一先生が京都大学に戻られて再興され、それからまもないころです。

学生時代は、沼 正作先生と中西重忠先生がACTHの前駆体を同定されたころで、モレキュラー・バイオロジーが医学に入ってきた時代でした。内分泌学もそうですが、免疫学は分子生物学にじつによくフィットして、基礎系の免疫学を中心に発達した時代です。内科でSLEをやっていたのですが、基礎の免疫学に興味があって、胸部疾患研究所の桂 義元先生の研究室でマウスモデルを使って実験したりしていました。

留学中は免疫ではなく金属の鉄を研究していました。医者としての人生を始めたのですが、だんだんと分子、物質ベースでサイエンスを考えるようになって、内科では役にたたなくなりました。留学2年後の1995年に中尾先生から電話をいただいたころには、基礎系の研究者になろうかと思い始めていました。（笑）

内分泌学の進歩のあとを追いかけた免疫学者

岩井 でも、第二内科に入ってよかったと思っています。東京大学の沖中内科と並ぶ内科だったのは、多彩な専門家がおられたからで、これは井村先生のお考えがすばらしかったからだと思います。それぞれの専門領域だけではなくヒトの体を統合的に考えられた。しかも、井村先生の頭のなかで、内科のすべての分野が統合されていた。そのことが印象的でした。内科全体として内科医を全人的に育成し、しかも専門家を育てる内科だったと思います。

研修医の指導医をしたことがあるのですが、当時の研修医が扱った症例がHAM（HTLV-1関連脊髄症）でした。神経の専門家がおられたので診断できたのだと思います。

神戸の中央市民病院にいるときは、なんとなくパターン認識で臨床をしていましたが、第二内科では病気の原因を考えながらオーダーメード的な臨床を経験できた。内科のすべてを見ることができたのは、第二内科にいたおかげだと思います。

中尾 そのあと免疫学の目覚ましい発展がありました。内分泌学のホルモンと受容体・シグナル伝達の基本コンセプトは、免疫学においてはサイトカインと受容体・シグナル伝達で理解できた。「内分泌学のコンセプトは免疫学で花開いた」とウィリアムズの内分泌学の教科書の序論に書いてあり、これでよいのかと思いましたが……。（笑）

井村 岸本忠三（元大阪大学総長、免疫学の世界的権威）さんもときどきそのことを言っています。免疫学者は内分泌学の進歩をみながら、あとを追いかけてきたと。そのあと免疫学は、細胞間の認識という内分泌学ではあまりない方向に発展した。でも、サイトカインは一種のホルモンで、そのシグナルが伝わって多様な現象を引き起こすのですね。

西谷 神経領域では、1960年にMG（重症筋無力症）の多数例の胸腺摘出後の予後解析をふまえて、患者の胸腺で抗体が産生されて神経―筋接合部でレセプターを破壊して筋無力症状を出すという仮説が出た。1970年初頭に、リンドストロームとメイヨー一派が、ヘビ毒を用いてその証明をしたのがブレークスルーになったのですね。

私は当時勤務していた大阪の北野病院で中尾

先生と相談するなかで、薬学の林恭三先生がコブラトキシンの研究をされていることを中尾先生が知り、これを契機にお弟子さんの太田光熙先生と共同で、当時たくさん抱えていた多様なタイプのMG患者の経過との相関を明らかにできた。

中尾 西谷先生は神経内科が専門ですが、神経免疫の領域をされていたのですね。

西谷 第二内科の先輩で、私の尊敬する祖父江鮮（元静岡県立中央病院）先生とお酒をご一緒したときに祖父江先生は、「静岡の若手で君の研究室に入りたい人がいたが、君が深瀬教室になってから、神経に免疫をくっつけて『神経免疫』というものを始めたらしいと聞いて止めたそうだよ。そんなアホなことはしないほうがよい」と私に忠告されたくらいです。（笑）

しかしいま、これまで考えられなかった神経と免疫との結びつきが、神経研究で大きな領域の一つになりつつある。

もう一つの大きな領域は、脳の変性疾患の代表格であるパーキンソン病で、神経伝達物質の大量補充療法の発見は大きなインパクトでした。内科のわれわれも、文献にあるように思い切りよく大量に投与できる時代になりました。

中尾 神経内科から神経を専門にしている人と、内科から神経を専門にした人とでは、Lドーパ（神経に命令を送るドーパミンの不足を補う薬）を使うドーズ（薬量）が違うと西谷先生からうかがったことを覚えています。神経内科出身の専門医は一定の薬量以上を使うことは少ない傾向があり、比較的大量のLドーパで治療する内科出身の専門医のパーキンソン病治療がよく効いたのですね。

西谷 副作用としてのディスキネジー（運動障害）について、私は久野貞子（元国立精神・神経医療研究センター病院副院長）先生と最初の論文を書きましたが、「Lドーパ開始から1年以内に半数以上の症例でディスキネジーが起こるなんてありえない」といわれた。Lドーパのエコノマイザー開発以前のわれわれは、1日3グラム以上の大量のLドーパを使っていました。

人との出会いという刺激が新境地を生み出す

中尾 伊藤先生が大学院に帰ったころ、私の研究室は「高血圧・神経内分泌」という、いま考えればとんでもない名称で出発させていただきました。最初のころの印象はいかがでしたか。

伊藤 人との出会い、患者さんや病気との出会いは、その人の進路を決めます。井村先生は私の学生時代のクラブの顧問で、講義も受けましたが、とにかく頭が整理されたロジカルな方でした。

中尾先生との最初の出会いは、私が研修医のときの症例検討会においてでした。中尾先生の議論を目のあたりにして、すごくアグレッシブな先生だというのが印象でした。

井村 それはいい意味で言っている？（笑）

伊藤 大きな出会いは、河野 剛先生。内科研修医が30人いて、第一内科、第二内科、第三内科を10人1組に分かれてそれぞれ回ったのですが、私は第二内科から始まりました。

最初の症例が低カリウム血症の大学生でした。高レニン、高アルドステロン血症を呈し、いちおうバーター症候群ということでしたが、すこし異なっていました。いま考えるとギッテルマン症候群だったと思いますが、当時はギッテルマンの概念はなかった。そこに河野先生がこられてレニンやアルドステロンを測られ、ホルモン測定の臨床的価値の大きさに初めて触れました。

しかも、いまでは考えられませんが、河野先生はサララシンやアンジオテンシンⅢ・Ⅳなど、ペプチドを合成して患者さんにどんどん投与して反応をみる態度は、私にとっては大きなインパクトでした。

若いころから私は血圧が高くて、高血圧そのものに興味がありました。公衆衛生では、当時は島根医科大学におられた家森幸男先生にお世話になりました。「食塩嗜好性とストレス応答との間に相関があるのではないか」というテーマのもとに実習させていただきました。

研修医2年目は福井日赤に行きました。第一内科出身の向野 栄先生が院長でした。福井日赤の外来での最初の症例がいきなりシップル症候群でした。その方には、私の夏休み中に京都大学病院に入院してもらってMIBGスキャンを受けていただき、甲状腺髄様癌の転移を検出できました。そのころの放射線科には遠藤啓吾先生がいらっしゃって、お世話になりましたね。

第二内科関連のたくさんの先生方に出会い、私が循環器系の内分泌学を研究したいと思った1983年から84年の年末年始に、心房性ナトリウム利尿ペプチド（ANP）が発見されました。大学院入学が1985年ですから、いいタイミングで、心臓からホルモンが分泌されるという事実は衝撃的でした。当時の私は神経ペプチドとしてのANPの血圧制御について研究していて、当時は中尾先生がグループの名前をどうするかと悩んでおられたことを憶えています。

中尾 糖尿病に相当するインパクトの大きい病名がいいと……。患者数では高血圧が一番で、最強は糖尿病だといわれていた。そこで、患者数のもっとも多い高血圧をスローガンにしようと決めた。（笑）

伊藤 でも、当時の糖尿病グループが大きいとは感じられませんでしたね。患者さんもそんなに多く入院されていなかったですから。治療薬もSU剤とインスリンくらいで、魅力的でもなかった。私がバーター症候群の患者さんを診ていたのは治験薬としてACE（アンジオテンシン変換酵素）阻害剤が出てきたころでしたが、高レニン症高血圧の人にしか効かないと思われていたカプトプリルが、ほかの高血圧の患者さんにも効いたのは意外でした。

中尾 当時は、カプトプリル、ACE阻害薬というブレークスルーの発表があって、大きなインパクトでしたね。

伊藤 この領域がどんどんおもしろくなったし、中尾先生が心血管内分泌代謝学という新しい領域をつくられて、力のある楽しい研究時代を送り

ました。しかも、2000年ころにはES細胞が発見されて、さらに新しい研究が展開した。

中尾 そのとき、伊藤先生のグループを再生医学に投入しないときっと後悔するだろうと考え、私は伊藤先生に、「山下 潤君を西川伸一君のところに送れ」と。

伊藤 彼がES細胞由来の血管前駆細胞を同定して、「再生」というキーワードのもと、われわれのホルモンや血管医学のノウハウを生かして、トランスレーショナルな研究が進展した。

西谷 もう一人、忘れてはならないのが鳥塚莞爾先生。私が高松に赴任したときの前任者が鳥塚先生でした。鳥塚先生の研究は独創的で、第二内科でもフロンティア的な仕事をされましたね。

中尾 鳥塚先生は、第一内科の教授になられた脇坂行一先生とともに核医学の領域で画像診断を始められたとお聞きしましたが、どうなのでしょうか。

井村 アイソトープは、そのまえからクロームなど血液検査に使われていました。脇坂先生はイギリスでビタミンB_{12}の代謝を研究されていて、イギリスから帰ってきてしばらくして内科学会のシンポジウムでどういうわけか「甲状腺とアイソトープ」のテーマをもらわれた。そして鳥塚先生が、その脇坂先生のもとで研究を始められた。

中尾 アイソトープを利用した研究は、内科においては意義がありましたね。

西谷 ずいぶんたくさん使った。いまだと問題にされるくらいにね。（笑）

井村 当時は新しい研究手技として注目されて、放射性ヨードで甲状腺の研究がいろいろできた。三宅先生が「甲状腺は宝の山です」と言ったくらいに、データもどんどん出てきた。それをひっぱったのが鳥塚先生でした。脇坂先生は第一内科に移られたので甲状腺はやめられて、血液に専念された。鳥塚先生の転機は、放射性元素診療部の助教授をしているころに単一光子放射断層撮影法などができたことで、だんだんと画像診断のほうに移っていった。第二内科の甲状腺の全盛時代は、鳥塚先生が支えていましたね。

ノーベル賞受賞者が引用した
2本の日本人論文

中尾 胸部疾患研究所の初期のX線写真の研究は、岩井先生の祖父様が始められたというお話でした。アイソトープから画像診断という「核医学」の新しい領域ができたときにも、第二内科の出身の鳥塚莞爾先生とその研究室の方がたが果たされた役割はとても大きかったのですね。内分泌疾患のなかでも、とくに甲状腺領域を中心に画像診断を応用された。

井村 京都大学教授になるまえの三宅 儀先生は、むしろステロイドホルモンに興味をもっておられた。京都大学に戻ってからもステロイドを研究されていたが、第二内科の教授になられたころから甲状腺研究が進歩したので、最終的には甲状腺にいちばん力を入れられた。日本内科学会の宿題報告も「甲状腺の臨床」がテーマでした。この研究を支えてきたのが鳥塚先生でした。

中尾 遡れば、それは辻 寛治先生の甲状腺の研究に通じるのですね。

井村 そうです。若いころの三宅先生も甲状腺の研究をされていたが、17-ケトステロイドの測定が戦後の日本に入ってきたころに、軍属から帰った三宅先生もステロイド研究を始められた。

中尾 ロサリン・ヤローとソロモン・バーソンは、インスリンのRIA（ラジオイムノアッセイ：放射線免疫測定）とACTHのRIAを最初に確立して、JCIに論文を発表しています。バーソンは亡くなっていたのですが、ヤローはその業績で、ノーベル賞が与えられました。その際に彼らの論文に日本人の2論文が引用されていて、一つは三宅先生が筆頭著者で井村先生が研究された灌流によるACTHの測定法。もう一つは、中尾喜久（自治医科大学初代学長・故人）先生の名前で高久史麿（前自治医科大学学長）先生が研究されたエリスロポエチンのバイオアッセイ。

井村 知らなかった。（笑）

中尾 私が大学院生のころに、北米内分泌学会で

ヤローのノーベル賞受賞記念講演がありました。

また、私や伊藤先生に大きな影響を与えたのは、「新しいホルモンの機能を発見するには、人に投与して研究する」という考え方でした。河野 剛先生は、「自分に注射して安全であれば、患者さんにも投与してよい」という当時としてはトランスレーショナルな発想を教えてくださいました。（笑）私たちも自分自身と大学院生に投与して、有効性と安全性が確認できたら患者さんに投与していた。そういう伝統の流れがあったと認識しています。

西谷 あの当時、甲状腺の部屋に隔離施設を設置すべきかどうかが問題になりましたね。

井村 治療には大量のヨードを使いますからね。10ミリキュリーくらいを使っていたから、帰りの電車で隣に座った人は被ばくしたのではないかと。（笑）

西谷 アイソレートしなかった。（笑）やがて、一泊だけはするようにはなった。

中尾 西谷先生と八幡先生の話を聞いて驚いたのですが、戦後10年たっても高血圧などの慢性疾患の患者に3日分とか5日分の薬しか出せなかったそうですね。

西谷 高松日赤では、田舎に検診に行くことが年中行事でしたが、できるのは血圧測定だけ。高血圧には3日分だけ処方が用意してあった。

中尾 降圧剤は生涯飲み続けることに意義があることが、世の中に知られていなかった時代ですね。知られていてもできない時代だったのでしょう。

難病解明にCPC方式で
立ち向かうが……

西谷 難病の問題もありましたね。日本の高度成長期は現在の中国のような環境汚染で、加えてスモンのように1万人を越す薬害者が発生して、それが市民運動にまで発展した。これを契機に1972年に厚生省主導で「特定疾患対策」が策定されました。これには京都大学出身の大谷藤郎

という旧厚生省公衆衛生局長の存在が大きかった。難病というのは日本だけの政策医療です。結核患者が減少した国立療養所がその受け入れ施設となって、私も大谷局長に口説かれて大阪の北野病院から、元は国立療養所だった宇多野病院に副院長として移りました。その直後にスモン問題の解決のために、宇多野病院が受け入れ口となることを条件に、療養所として初めての大型の臨床研究部を設置して、神経・免疫難病治療の先頭を切ることになった。

中尾 その制度のもとで、われわれは内科学を勉強してきた。それぞれの研究室が、進展する科学の成果を医学に応用してきた。研究室間で相互関係をもって研究していた時代だった。

井村 東京大学に沖中内科というモデルはありましたが、決定的に違ったのは助手定員の数でしたね。東京大学は二十数名、京都大学は六名。第二内科にはいくつかのグループはありましたが、全体の力はどうしても弱かった。

中尾 助手だったころの私は、一人で数人の大学院生を指導しながら、他大学のチームとどう競争するかと考えたとき、がっぷり四つは考えられなかった。一点突破しかありえない。そんなことをつねに考えないといけないのが第二内科の宿命のように感じていました。

井村 戦後の総定員法（行政機関の職員の定員に関する法律）のときに失敗しているのですね。少ない助手定員しかとらなかった。京都大学、名古屋大学、北海道大学が失敗した。なんとかしないといけないと運動を始めたが、旧帝大の三大学だけ増やすわけにはいかない。私は、医学部長になるまえから、定員を増やすには新しい部門をつくるしかないと一所懸命になりました。

西谷 アメリカ的な内科学は、日本に根づいたような、根づかなかったような状況できましたが、努力をされていたのはCPC（臨床病理検討会）。これは、提示された病理所見をディスカッションする試みで、戦前の日本にはなかったものです。

井村 京都大学医学部全体のCPCとして、これを実施した。

西谷 病理が所見を提出するが、その結果を知らされない隣の教室の教授たちが議論するルール。

井村 昭和40年ころのことでしたね。

西谷 最初の症例はMS（多発性硬化症）でしたが、いま考えると最近病態が明らかになったNMO（視神経脊髄炎）だったと思う。司会が脳外科の荒木千里教授、出題は第三内科の前川孫二郎教授、病理は翠川 修教授、三宅 儀先生がディスカスタントという豪華な顔ぶれでした。

井村 残念ながら、このCPCも大学紛争で終わってしまいました。

中尾 でも、そのような活動がクロウ・深瀬症候群の発見につながったことは記録に残しておくべきですね。あの症例は血液疾患ではあるが、内分泌学的な側面や神経学的な側面など、多面的な病像を呈している。これは内科学教室でないと突き止められない病気ではなかったでしょうか。

西谷 そのとおりです。第二内科のもう一つのCPCは、若年発症で肝性脳症の変わった症例。下垂体機能低下症、高アンモニア血症、肝硬変があって、脳も意識障害を絶えず起こしていた。

井村 これは下垂体機能低下症と肝硬変による肝性脳症という診断でした。いま考えると、なんらかの先天性の代謝異常が基礎にあったと思いますが、当時はそこまで検査できませんでしたね。

中尾 いまの内科学は専門分化が進むなかで、症例検討会はありますが、内科学教室では学際領域の疾患に関するアプローチはしにくい時代ですね。

西谷 日本の内科学の弱さは、CT、MRIなどの画像診断に頼ってしまい、全身の剖検例が少なくなったことも起因している。

井村 岡本耕造先生が大学に戻られたときに、CPCをやろうと。でも、内科の教授にはたいへんなストレスでした。みごとに誤診するのですからね。病理は最後にいい格好ができる。（笑）

中尾 われわれの教科書には、「日本では欧米に比して多発性硬化症は稀であり、しかも視神経脊髄型が多い」と書いてあったように記憶して

います。沖中先生の教科書を使っていましたが、昭和40年代前半にはほとんどないことになっていた。

大学院化の推進がもたらした
功罪と内科の専門分化

中尾　京都大学の職員数の増加と、その背景となる専門分化のなかで大学院大学化が出てきました。このあたりのご説明を井村先生にお願いします。

井村　この流れは、東京大学から始まっています。戦後の学制改革で、小学校から数えると就学期間が旧制よりも1年短くなった。中学5年、高校3年、大学は一般の学部は3年の11年だったのが10年になった。大学教育がやりにくくなったと、東京大学で議論になりました。

　工学院や法学院をつくって6年制にしようという学院構想の議論も始まりました。ところが、これには学校教育法を変えないといけない。当時としてはたいへんなことで、東京大学は大学院重点化を採りました。教授が大学院に本籍を移すと、公費もすこし増えたからです。

　京都大学は、私が総長になったときに議論を始めて、「公費が増えるならやろうか」と始めたのが「大学院化」です。教員も増やそうと努力しました。これが結果として、内科の専門分化を誘導したように思います。というのも、大学院重点化をしようとすると、それまでの第一講座、第二講座、第三講座の「名前を変えなさい」と文部省は指導してきたからです。たとえば、「内分泌内科」が京都大学にあったら、大阪大学は別の名前にしなさい。これが大学院重点化の副産物で、この結果として内科の細分化が始まったように思います。中尾先生の第二内科の講座も、当初は違う名前でしたね。

中尾　はい、悩みに悩んで、「臨床病態医科学」にしました。クリニカル・サイエンスの意味を反映させて、どの研究グループの人が将来のリーダーになってもよいように、海外の研究者の意見も参考にしました。

井村　もう一つの大きな出来事は、胸部疾患研究所（胸部研）の臨床を病院に統合しようとしたこと。私が医学部長になって手をつけようとした。というのも、患者さんが胸部疾患を病院で受診しようとしたら、あらためての手続きが必要だったからです。胸部研の受付に行くと、「今日は締め切りです」ということもあった。しかも、胸部疾患がどうしても弱くなる。それで統合しようとしたのですが、なかなか進まない。大学総長になって最後に思い切ってやりました。しかし、そうすることで内科がさらに細分化された。

中尾　第二内科は、感染症に始まり、肝臓・消化器、血液病学、内分泌代謝学、免疫学、西谷先生の神経内科学など、多彩な領域がありました。しかし、私の時代にこれを一つの領域に限定するのは難しい。それに、内分泌代謝学は「臓器特異性がない」特徴がいちばんの特徴です。免疫学も同じで、主要な研究対象の臓器をもたないが、「全身にまたがる」ということこそ、われわれが展開すべき特徴です。しかし、「自分たちの領域にまで遠慮なく踏み込んでくる」という他分野の誤解もあって、それが悩みでもありましたね。

井村　大学の専門分化に問題のあることは推測できていた。だからこそ文科省は「総合内科」をつくった。ところが、うまく運営できない。どの大学でもそうではないでしょうか。

西谷　井村先生は内科の経験のなかで、細胞と細胞とのインタラクションに生態の多様な動き方を還元したり、その視点から体全体を見ればどうかなどの総括的な考え方をされていた。それは神経からみてもわかりやすい考え方ですし、内分泌にとってもそう。そのように一つのフィロソフィーでまとめようとされたように、私は感じていました。

井村　そうなのです、細胞間伝達物質を軸に内科学をしようというのが一つの目標で、最終講義もその視点で話しました。ところが時代はさらに早い速度で進んで、専門分化の時代になった。

中尾 井村先生が指摘されたように、かわった名前をつけた教室はなにを研究しているかもわからない。そこから専門領域の人が育っているかというと、育っていないのが現実ですね。

井村 旧帝大の内科は、はじめから三講座ありました。ところが、多くの大学は一講座。慶応大学もはじめは一講座だけだったのではないかな。

伊藤 いまも一講座の大内科制です。

井村 名古屋大学や大阪大学は、元は県立や府立だったから一講座だったね。

特定臓器を対象にしない
第二内科こその使命と可能性

中尾 第二内科は多くの専門グループの研究室が一つの内科としてやってきました。全身を対象とする内科学がわれわれの使命であると考えてきました。私たちがこれから進むべき道として、大学院制度と専門医制度の並立を考えていますが、どのような目標を設定するかは重要なテーマになると思います。

　稲垣先生はどのように思われますか。

稲垣 内分泌代謝学、糖尿病をふくめて、臓器特異性がないことは重要な特徴です。専門分化の弊害は、全身で考える視点が失われること。たとえば、神経と内分泌の両方を研究していたから解決できたことがあったように、新しい発見も隙間から生まれてくるのではないか。とくに大学院という観点でみたときは、研究はより広い観点で捉えないといけない。

　いっぽうの専門医制度も複雑で、内科では専門医制度が大きく揺れています。内科の一階部分をしっかりしようとする動きも起こっています。これまでは二階の専門領域に重点をおいて、内科全体を軽視してきた点は否めないと思います。いま、その揺り戻しがきている。この流れも意義があるだろうと理解しています。

井村 内科専門医は2年制ですか。

稲垣 3年制ですが、初期研修2年を含めれば5年

になります。

井村 サブスペシャリティも入るのですか。

稲垣 それはこれからの議論で、いまは決まっていません。

中尾 糖尿病の専門医と内分泌の専門医とがオーバーラップできていない……。

稲垣 二つの問題があって、たとえば糖尿病と内分泌とをオーバーラップできなかったら、5年プラス3年で、まる8年かかるのですよ。

伊藤 プラス3年のなかで、サブスペシャリティのオーバーラップを認めてほしいとお願いしているのですが……。

稲垣 これには強力に反対される方がたもおられる。（笑）

中尾 内分泌代謝学とは別の領域でも、たとえば喘息の領域を考えると免疫学的な側面と呼吸器の側面の両方が理解できないといけない。きょうのディスカッションでは、アレルギーの専門医などをどう育てるかの重要なヒントがあるということですね。

井村 もう一つ、「内科総合医」という提案があるでしょう。

稲垣 「総合診療医」ができます。

井村 それは内科に属さないのですか。

伊藤 多くのことが総合的にできないといけないので、内科に入らない方向だと思います。

稲垣 ただし、制度上どうするかは具体的には決まっていません。

中尾 講座数の少ない地方の大学や公立大学のほうが広い領域をカバーできる。場合によっては、専門分化した大学院のほうが狭い領域を扱うことになってしまう。適当な言葉ではありませんが、マイナーな領域にならざるを得ないことにもなりますね。

西谷 マイナーで、しかもストリクトになって、それぞれが蛸壺になる。

中尾 二つの領域で関連の強いところ、たとえば神経と免疫、神経と内分泌代謝から神経免疫、神経内分泌、循環器と内分泌代謝から心血管内分

泌代謝という領域ができる。学際領域を重視して拡がりのある領域をつくろうとすると、いくつかの領域の壁を打ち破らねばならないですね。

西谷 制度の問題と学問の領域とは区別すべきですね。

中尾 専門医を育て、学問を発展させるという双方の使命をわれわれは担っている。

西谷 ニューロロジー（神経学）を考えた場合は、カルディオロジー（心臓病学）と似たようなところがありますね。自律神経まで含めると、神経はカルディオロジーよりもっと複雑になる。いろいろな変化を受ける臓器があることは自明になるが、その接点にこそ問題がある。この考えはニューロロジーでは常識ですが、臓器によってはそうはならない。アメリカなどではこれは制度論になりますが、よそから紹介されて初めてニューロロジーは始動するもので、地域のなかではニューロロジーはコールによって初めて対応します。

中尾 科学としての医学の追究と、専門医を育てることのジレンマがありますね。専門化すると専門医としての役割は安定するが、その領域がどれだけの人を必要とするかをコントロールしないと歪んだものにならないかと不安が残ります。

領域をストリクトにすると学問的な展開が拡がらない。その反面、専門医は社会的ニーズのもとで育てなくてはならない。学際的センスのない専門医ばかりになるのではと、心配する方もいるのではないでしょうか。

内科学の今後の針路

中尾 最後に、内科学の今後の針路への提言をお願いします。ベテランの先生にはあとでまとめをしていただくことにして、現役の世代に、勇気をもって提言をお願いしたいと思います。

伊藤 メディカル・サイエンスを進めることと、眼前の患者さんに質の高い医療を施すことは、臨床教室の目指す二つの大きな使命です。そのうえで、患者さんの病気をしっかり治すには、専門性と全体を見渡す能力、この両方の力が必要になります。

現在は医療技術が日進月歩で進み、それぞれの病気にはアップデートな専門技術が進み、一定数の専門家が必要です。ところが、神経内科、循環器、消化器ではとくにそうですが、若い医師は技術に走って、患者さんの全体像を診る余裕もないし、診ようともしなくなる。すると、患者さんを一人の人間として捉えたときに、ほんとうに病気を治せるのか、その人のQOLが上がるのかというと、みなさんも、「そこまでいかない」と感じておられると思います。

私はその点で、慶応大学の一内科制には意義があると思うのです。井村先生もおっしゃったように、内科は一内科にすべきです。アメリカ合衆国が一つの国でありながら、州ごとに独立しているように、それぞれの内科があって、それが大きな内科として一つにまとまって活動する形態。各科の医師・研究者が互いに顔をあわせて、自由にディスカッションしつつ症例を診ることができれば、患者さんの全体像を診るセンスも養われます。

でも、それだけでは専門技術は伸ばせない。やはりセンター化することです。循環器センターや内視鏡センター、分子標的療法センター、骨髄移植センターなどを設けて、こうしたセンターに派遣される人は、その期間はそのセンターと親教室とを行き来しながら研修を積み、医療技術の習熟に深くコミットする。しかも、大きな一内科制で、チェアマンは各内科が輪番制で全体を統括する。

中尾 各講座に教授1人がよいのかどうか。慶応大学は、各領域に教授が1人。欧米では、一つの領域に複数の教授がいることが多いですね。

伊藤 基本は、各内科の講座に主任教授が1人、人事権をもっている教授は1人であるべきだと思います。その上に内科全体のチェアマンをおく。

中尾 領域を二つに分ける方法もあれば、専門医を育てるヘッドと新しい医療をつくるヘッド、その両方をまとめるヘッドをおくやり方もある。ただし、領域の取りあいになると最悪。（笑）

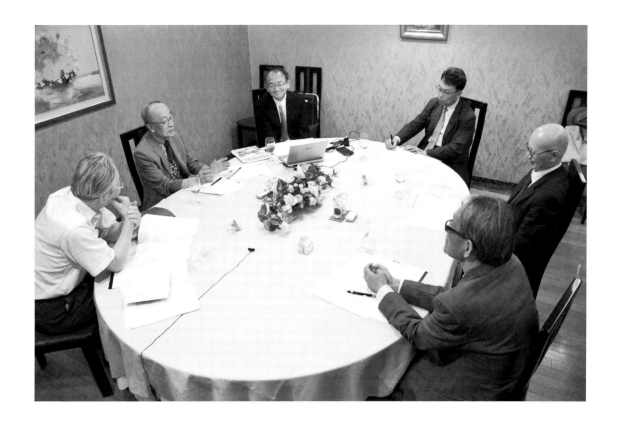

伊藤 一つの教室に複数の教授の名前はあってもよいが、人事権を握る主任教授は1人がよい。ヒエラルキーがないと混乱しますからね。

中尾 上下関係の明確な2人の教授の体制だとうまくゆくが、平等な教授が3人いるとペアの問題が生まれる。

伊藤 人事権のあるヘッドは1人で、そこに内科全体をまとめるチェアマンがいるのがよいと思う。そのほうが結果的には機動性が生まれ、全体の連帯感の中で互いにわかりあえる。

第二内科もそうでした。症例検討をすると、神経の症例も、血液の症例も出てくる。それを聞いているだけで勉強になりました。慶応大学には、そうした雰囲気がいまも残っています。

稲垣 内科の専門医制度のもとで、一定期間をかけて内科全体を回ることにはよい面もあると思います。ただし、初期研修も含めて専門医に進むまでの期間があまり長くなると、研究意欲がそがれる。初期研修を短くするなど、もうすこし早く大学院に戻れる仕組みは必要でしょう。

もう一つ、専門医が現在のように細分化することは、診療上は必要です。しかし、研究は思わぬところから新しい発見が生まれるものです。そういう可能性をつねに生み出せる環境にしておかなければいけない。内科では内分泌代謝の領域が、とくにその可能性を秘めている。そういう領域と専門分化した領域とを両立させる、遊びの部分を備えることは大事ですね。

とはいえ、大学は定員が少ない。ですから、予算を確保して内科の中にそういう領域をつくってもよいし、内分泌代謝の教員を増やしてもよい。いずれにせよ、新しい分野にチャレンジする人は必ずいます。専門だけで満足する人ばかりではないのが、京都大学らしいところです。(笑)

中尾 領域のチェアマンがいて、その人のもとに専門医を育てる技術を有する人たちがいる。そ

のうえで、ベーシックからトランスレーショナルまでを理解してメディカル・サイエンスを推進する領域の人が必要です。

柔軟な制度、幅広い知識と教養が、ゆとりある組織と人を育てる

中尾 岩井先生は内科学のご経験をいかして、生化学に進まずに生理学を担当しておられますね。

岩井 大阪大学では生化学教室でしたが、京都大学では生理学です。でも、私が決めたわけではないですから。（笑）

中尾 内科学はヒューマン・フィジオロジー（生理学）のようなもので、そこに治療学が入っている。ついては、ぜひともヒトの生理と動物の生理を乗り越えた教育をお願いしたいですね。そこで、岩井先生には、生理学のお立場から内科の専門医制度と大学院制度へのメッセージ、それを併せた医学研究者養成コースのようなものの提案をお願いできませんか。

岩井 私は、第二内科にいてよかったと思っています。たくさんの専門家がただ症例を診ているのではなくて、メカニズムなどを考えながら疾患を議論される場だからです。

伊藤先生がおっしゃったとおり、私がいた当時の第二内科には慶応大学のシステムはできていました。東京大学も第一、第二、第三内科はバラバラ。そういうなかで、京都大学は定員が少ないので専門細分化していった。ですから、市中の研修病院から大学に戻って感じたのは、講座の壁の高さ。神戸の中央市民病院では肺にトロッカーカテーテル（胸腔などから排液・排気する器具）を挿入する手技は自分たちでしていましたが、京都大学では胸部疾患研究所から人を呼ばないといけなかった。世代が変わったのだから、講座の壁を超えてできればよいと思っていました。若くて傲慢だったのかもしれませんが、内科にチェアマンが1人いればよいのですから。専門分化していても、統合的に内科を診る人をつく

ることはできると思います。

もう一つ、井村先生や西谷先生は旧制高校の育ちですから、リベラルアーツとしていろいろなことを学び、理解しておられる。ところが、最近の学生は変容しつつあるように思います。

中尾 いまの若い人は、いわゆるリベラルアーツを充分に学んでいないということですね。

岩井 すこし言葉はきついかもしれませんが、いまは受験技術に長けた学生がすくなからず入学してきます。知識の幅が狭く、人格的にも狭い学生が増えつつあります。ですから、専門分化のみを進めると危ないのではないかと思っています。いかに統合的に教えるか、統合的なシステムをつくるかが必要なのではと思います。そうしないと、優秀な若者が入学してくる京都大学といえども、これからは憂慮すべき問題でしょう。

京都大学でもカリキュラムの改革はしています。医学教育モデルのコア・カリキュラムに準拠すると、基礎でも臓器別に教えることになります。私はすくなくとも基礎はコア・カリキュラムの分類に沿った体系はやめて、オロジー（学問・論理）的な要素を残したほうがよいと思っています。体全体を診て、生理学なら生理学できっちり理解しつつ全体をまとめて試験をして、身体全体を俯瞰できる視野を育成する。そのうえで、臨床のシステム講義で臓器別に教育しないと、体全体をきっちり理解して人を診ることのできる医者を育てることはできないだろうと思っています。

もう一つは、生命科学全体の問題。医学部では、ヒトや生物の臓器の形と機能をすべて必修で学びます。ものごとを考える基礎知識の幅が広くなるからです。しかし、そのような知的集団からは、基礎科学をする人が出てこない。理学部やほかの学部からは生物学と化学のような物理学との境界の人は育つが、生物学全体を広く見て考えることのできる人が育たない可能性が高い。多くの研究者がそのような危惧を抱いています。

日本の内科学は比較的、ベーシック・サイエンス的であるといわれてきたし、実際に内科から基

礎研究者が多く輩出されています。稲垣先生も、私もそうです。これからの日本の基礎研究のあり方を考えると、医学部からそういう人を輩出するのは大きな課題で、奨学金をつけるなどの方法も考えなければいけないと思っています。

もう一つ、私が神戸の中央市民病院から戻ってくるときに何人かの先生から、「大学院に行ったほうがいいよ。ゆっくりと考える経験は大事で、そういう経験をしてから臨床をするか、しないかでは大きな違いがあるよ」と言われました。そうだろうと思います。難しい面もあるでしょうが、専門医の資格をとるときに、すくなくともベンチワークも必須にするシステムを組めば、日本の医科学はかなり変わるのではないか。専門医の資格をとるのは遅れますが、専門医にベンチワークを組み込むことは内科にしかできない。内科の制度を刷新するときに、このことに配慮してもらえないかなと思っています。

中尾 いわゆるMD-Ph.D.コース（医学研究者養成コース）的な発想ですね。私たちの学生時代は大学紛争があったので、私や成宮 周（京都大学大学院医学研究科特任教授）さんは学生時代にこれに似た経験を早石 修（元大阪医科大学学長）先生のもとですることになった。医学教育の中ほどの段階で研究室に出入りし、それから内科学の実技を勉強した。ですから、成宮さんとはときどき、「われわれはMD-Ph.D.コースの学生だな」と言っています。

「MD-Ph.D.コースから進むべき道がみえるのは、内科医が中心である」というのは、少し自己中心的な面もありますね。（笑）

岩井 学生たちに、自分のキャリアデザインをどう考えているかを問いたいですね。たとえば、井村先生や西谷先生のころはまだ基礎系に進む人もいて、「医学部にきたからには医者になる」という時代ではなかったと思います。いまは「医学部にきたら医者になるのがあたりまえ」と思われている。給料が違うこともありますが、別の仕事に就く人は変人扱いされる。「自分がしたいこと

を実現するよりも、良い暮らしをしたい」という価値観に変わってきていて、そのなかでキャリアデザインをどうするかは問題になると思います。大阪市立大学にいたときにある教授が言っていた、「結局、人間はアメとムチなのだ」という世界です。医学部の学生を、社会医学や基礎医学を含めて、多様な方向に目を向けさせる施策も必要だろうと思っています。

気をつけるべきは、いまの日本はトップクラスの成績の若者が医学部に集まること。この人たちを全員医者にすることが、この国にとって良いことかどうか。頭脳明晰な若者たちからどういう人材を輩出するかが問われている。では、私たちはそういう社会の要請に応えているかどうか。

京都大学にしても、「教えない、放ったらかしにすることが大事だ」という方針でやってきました。したいことがあれば時間を与えるし、協力もする。義務は可能な限り少なくするという方針でした。だから京都大学は卒業が簡単だったし、この環境を求めて若者が京都大学に集まり、育っていった。しかし、そのような自由の学風を求めて京都大学にくる人が減っています。このことは、医学部だけでなく大学全体で考えるべき段階にきている。

文部科学省は、すべての大学を「ミニ東京大学」にするような施策です。これでは大学の特性がなくなってしまう。しかし、目を輝かせている学生もいます。その学生をどう伸ばすのか。たくさんの選択肢を与えるべきですが、それを個々の教授の努力に委ねることになっていると思います。

中尾 生理学の教授として、内科学へのメッセージはいかがですか。

岩井 いまの生理学の教科書は、フェノメノロジー（現象学）で記載されています。臨床もかなりの部分はフェノメノロジーで対応できると思います。ただし、治療薬のターゲットは分子です。つまりは、一つの分子の機能を調節することで治療はできる。極端な言い方をすると、フェノメノロジーも分子ベースの視点から語れるはずであるし、

第1章 京都大学医学部内科学第二講座の歴史と内科学の針路 *21*

「語らないといけない」のだろうと思います。

　これから先の医療は、疾患ゲノムなどが次つぎに導入され、疾患を分子ベースで考えなければならなくなります。したがって、学生時代に分子の視点から身体の機能・疾患を考える基本を身につけて、臨床の現場に出るときは分子の視点もふまえつつ、フェノメノロジーを理解して診療できる教育をしないといけないと努めております。

中尾　解剖学と生理学は、医学の基礎教育では重要な領域で、理学部や薬学部などで欠けている領域です。しかも、そこに内科学につながる医学の王道があるのではないか。基礎や専門領域が違っても、フレキシビリティの高い領域は内科学のなかにこそある。それが伊藤先生のおっしゃる「内科のチェアマンが必要」という指摘に繋がるのかもしれません。

岩井　いま、早い時期から学生たちに主体的に研究させる機会を、学生にとって魅力的なカリキュラムとしてつくろうと考えています。まだ計画段階ですが、基本的な実験を教えたあと、夏休みに1週間程度、学生たちをいろいろな研究室に配属することも考えています。

日本の制度的弱点を超える
システムと体制を学内に用意する

中尾　お三方とも、内科学の統合性の重要性や専門分化についてのお考えを充分におもちですが、井村先生と西谷先生から、お考えをまとめていただくことはできますでしょうか。

西谷　みなさんのお話に共感するところは多いですね。われわれが大学院生だった1963年ころに、ウィスコンシン大学のパワーズ教授が長期の研修休暇で慶応大学、京都大学、神戸大学に数か月ずつ滞在して、それぞれ100人くらいの学生にインタビューしたデータを見せてくれたことがあります。すると、京都大学だけが圧倒的に「将来はできるなら研究者になりたい」という学生が多かった。そのころから京都大学は明らかに医科学者志向だった。

井村　すくなくとも当時の現状はそうでしたね。

西谷　現在も傾向は同じだと思うのです。基本は、ニューロロジストになるより、ニューロ・サイエンティストでありたい。プロセスにおいて、ニューロロジストのライセンスが取れればよいということだと思います。

中尾　その両方ができるような環境を京都大学の内科学でぜひとも創らなければならないですね。

西谷　もう一つの問題は、アメリカのある雑誌が「総合内科の未来」という報告書で指摘しているのですが、日本と違うのはライセンスがしっかりしていることです。カリキュラムも、得た資格もしっかりしている。それでも、総合内科を希望する医師は減って、サブスペシャリティのほうに移っている。ジェネラル・フィジシャン（総合内科医）やファミリー・ドクターになると収入が少なくなることはアメリカでは知られているからでしょう。

　この報告書によると、総合内科医の仕事はだんだんと減る。しかし、総合内科医は患者さんとの長いつきあいのなかで良い関係をつくる、そういう医者としての役割の重要性についてもよく書かれています。そういう仕事もこんごの社会においては必要になると思います。

　こうしてみると日米ともに共通の問題を抱えているが、日本では制度の骨格がすぐに曖昧化される。しかも、目先にとらわれて10年先を見越した計画を立てようとしない。さらには、中尾先生がよくいわれるトランスレーショナル・リサーチを中心にしたような、京都大学の若い野心的な学生たちが考えるようなサブスペシャリティや内科系の科学者の育成は、やはり欠かせない。いちばん難しい問題は、日本の社会では放って置くと蛸壺式になってしまうこと。隣との関係を遮断すると、その科の進歩はなくなる。進歩が遅れたり、新しい知識が入りにくくなったり、新しい発想がなくなって少しずつ衰退してしまう。

　そのようなことを考えると、内科にはやはり1人のトップが必要です。絶対的なトップではなく、

交代制でもよいし、選挙でもよい。とにかく、そういう人がいないと内科学を教えることはできない。1人を選んで一つの柱として新しい内科学をつくる、あるいはサブスペシャリストの制度を考える人は、その欠陥についても考えるべきだと思います。

人が足りないとはいえ、昔よりはかなりの人数がいます。各セクションにクリニカルなことをする人とリサーチする人とがいて、互いに尊重しあえば実現できると私は思います。そういう制度にするなど、なんらかのかたちで内科学を残すことは可能だろうと、楽観的に捉えています。

医学会、学内の課題と 社会のニーズとをいかに両立させるか

井村 現在の教授のみなさんの苦悩を聞かせていただいて、どうお答えをすればよいかは難しいですね。（笑）一つは、メディカル・サイエンスの進歩はますます加速するだろう。これにどう対応するかの問題はあります。もう一つは、社会の要求も変わるのではないかと思います。とくに日本は、これから急速に高齢化が進みます。そうすると、すべての病気を病院で診ることはできません。当然、ファミリー・ドクターの制度を導入せざるを得ない。そういう人たちがコミュニティの中でどう健康を守り、最期を看取るかを考えなければいけません。ファミリー・ドクターは、日本はとても遅れています。これをなんとかしないと、社会のニーズに対応できない。

もう一つは、最近になって初めて知りましたが、「ホスピタリスト」という考え方がアメリカに出てきて、日本でもこれを導入しようという考え方があります。これは病院の総合医です。いわば、ハイレベルの内科の総合医をつくろうということです。これは、私が行っていたUCSF（カリフォルニア大学サンフランシスコ校）から出ています。

簡単に説明しますと、UCSFにはティーチング・ホスピタルとプライベート・ホスピタルの二つの病院があります。内科の教授は、望めばプライベート・ホスピタルで患者さんを診ることもできます。ティーチング・ホスピタルの内科は主任教授が全責任を負います。その下にチーフ・レジデントがいて、とり仕切ります。チーフ・レジデントが、「この患者さんはカルディオロジストのコンサルテーションを受ける」、「この患者さんはニューロロジストのコンサルテーションを受ける」などの指示をします。最終的にはチーフ・レジデントがとりまとめて、内科の主任教授が全責任を負うシステムでした。しかし、チーフ・レジデントがしてきたレベルをもっと上げて、内科全体を診られる人をつくろうという考え方が出てきたのです。それが「ホスピタリスト」ということばで拡がっています。ハイレベルの総合医ですね。

中尾 各分野の専門医だけでなく、これに対抗するように高度の総合内科医を「ホスピタリスト」としているのですね。

井村 そういう人が必要になるほど、内科が細分化されてしまった。日本でもいくつかの病院がホスピタリストを取り入れているが、どこまで成功するかはわかりません。それでも、内科には幅広く診ることのできる人が必要です。専門分化があまりにも進むと問題があるということです。

たとえば、私の知人が糖尿病で京都大学で診てもらいました。すると心臓の脈拍がおかしいと心臓内科に紹介され、心臓内科に通っているあいだに風邪を引いて、次は呼吸器科を紹介された。症状ごとに各科に紹介されてしまう。そういうことをできるだけ避けて、大部分のことは総合的な内科医が診るようにしようというのが、ホスピタリストの考え方だろうと思います。

そういう将来がよいかどうか、私は判断できません。ただし、専門分化が進むなかで、もう少し総合的に患者さんを診ることのできる医師は大学にも必要です。そういう医師が若い人を育てる。内分泌代謝や免疫などは、そのように幅広く診ることに向いた分野だと思います。いっぽう、カルディオロジーや消化器も、内視鏡をしたりカ

第1章 京都大学医学部内科学第二講座の歴史と内科学の針路 *23*

テーテルをしたりと、多彩な技術が必要になり、幅が狭くなります。そう考えますと、総合的な内科医をこれからどう育てるのかは、一つの課題です。

中尾 ありがとうございました。私も最後にこれをまとめる、司会としての課題があります。（笑）

第109回の日本内科学会の会頭をさせていただいたときに、複合専門医というかたちを設けたらよいのではないかと提案しました。一つの領域に囚われない、内科医としてのセンスを充分にそなえた専門医が必要だろうと。それには、すくなくとも二つの専門領域を診る専門医を育てる。ということは、三つの領域をもつことにもつながる。井村先生の言われたホスピタリストは全領域のエキスパートですが、これは現時点ではかなり難しい。違う言葉でいえば、「内科医としてのアイデンティティをもつ領域の専門医で、可能なら複数の領域をカバーする内科専門医である」ということだと思います。

そのような内科医がなぜ必要かというと、病気は変遷するからです。時代によって、病気は変遷します。診断法、治療法は加速度をもって進歩しますので、病気の変遷についていけなくなる専門医（家）が生まれてきます。変遷する病気を捉え、対応できる専門医を育てるには、内科医という広い枠を自分の出発点にしている複合的専門医を育てることが大切なのではないかと、私は考えています。

最後に、私が現役最後のころに感じたことをお話しして、私の役割を果たしたいと思います。

内科学講座からスタートした専門領域の指導者と、最初から分化した専門領域から育った指導者とでは、やはり違います。しかし、内科という講座を背負っている人間は時代遅れと捉えられ、あるいは過去の権威にすがりついているという捉え方をされて、あたかも専門分科した領域から出発した方のほうがより進化していると捉えられているように感じたことがありました。

しかし、内科学を考えながら自分の専門領域をもった内科医を育てる伝統は、井村先生のご努力などもあって、京都大学内科学第二講座の大きな潮流として我が国の全域に拡がりつつあります。それは京都大学内科学第二講座の基本的な精神であり、その潮流が日本、いや世界の内科学に波及することを期待しています。

本日は、ありがとうございました。（了）

第109回日本内科学会講演会　会頭講演

内科学の使命と挑戦

中尾 一和

初出●『日本内科学会雑誌』第101巻・第9号／2012年9月10日
＊本講演は、2012年4月14日(土)京都市・みやこめっせにて行なわれた。

1.はじめに

　第109回日本内科学会総会・講演会のテーマは「内科学の使命と挑戦」とし、会頭講演、パネルディスカッションのテーマも同一のテーマにさせていただいた。日本内科学会の会員の皆さんとともに「21世紀の医学における内科学の使命、内科医の取り組むべき課題と今後の挑戦について一緒に考える機会を作りたい」と考えたからである。

　私は昭和48年に医学部を卒業して以来、約40年間大学病院を中心に臨床医学研究者（Clinician/Scientist あるいは Physician/Scientist）として活動してきた内科医であり、内分泌代謝学を専門領域としている。内分泌代謝学は、専門領域の中では内科学の特徴の一つである全身を対象とする総合性を強く残している。なぜなら内分泌機能は従来から知られてきた脳下垂体や膵臓のランゲルハンス島などの古典的な内分泌臓器や内分泌器官のみならず、心臓や脂肪組織なども生体内情報伝達物質であるホルモンを分泌する内分泌器官であることが解明され、代謝機能とあわせて、全身の臓器が内分泌代謝機能を有することが証明されてきたからである。

　会頭講演では、内分泌代謝領域を専門として臨床医学研究者として活動してきた視点から、我が国の臨床医学研究の現況を考察し、内科学における臨床医学研究の推進と臨床医学研究者の育成の重要性について提言する。

2.臨床医学研究の現状と針路

　21世紀になり我が国でも臨床医学研究の重要性が認識されてきた。一方、基礎医学研究に比較し、臨床医学研究の遅れが指摘されている。その根拠として我が国の研究者による"Nature"、"Science"、"Cell"などの欧文基礎研究雑誌に掲載される論文数と比較して、"Lancet"や"N. Engl. J. Med."などの代表的臨床医学雑誌に掲載される我が国からの論文数の国際ランキングにおける低位によるものである。これについて臨床医学研究者からはいろいろな反論があると思う。臨床医学研究者が基礎医学研究誌に発表する研究も少なくないし、これまでの我が国の研究費の配分が基礎研究者に偏重してきたことも大きな原因になっていることを見過ごしてはならない。

　最近の我が国における臨床医学の全領域から発表される論文数の減少の一部は、大学病院などにおける限られた数の臨床スタッフによる臨床活動の負担の増加などによるものであろう。しかし、海外への留学生の減少など我が国の臨床医学研究の現状と今後の針路について真剣に討論すべき時期にあると考えられる。21世紀の臨床医学研究はTranslational Science（TS）とEvidence Based Medicine（EBM）研究が両輪である。TSは基礎研究の成果を臨床応用へ橋渡しする科学研究である。しかし、基礎研究から臨床応用への橋渡しの方向と共に重要なことは、臨床的Needsを的確に捉えて、基礎研究から生み出されたSeeds

と臨床応用を繋ぐ双方向の科学としてのTSが重要である。EBM研究はTSで達成された臨床応用の成果としての医療（Translational Medicine）などを検証する。また、EBM研究で明らかにされたアウトカムの原因となる機序の解明は、TSの新たな研究課題になる。この様に臨床医学研究の両輪であるTSとEBM研究の双方向からの成果が相互に循環して得られる「臨床医学の知〔臨床知〕」が臨床医学研究を更に発展させる「臨床知のスパイラル」を形成することが期待される（図1）。

3. 内科医の使命としての臨床医学研究の推進と臨床医学研究者（Clinician/Scientist）の育成

　臨床医学研究の推進には研究と臨床の双方を実践する臨床医学研究者（Clinician/Scientistあるいはphysician/Scientist）が貢献する。臨床医学研究者は、基礎研究者と臨床専門医・総合内科専門医の境界領域を主要な活動の場とする。この境界領域は生命科学と臨床医学の双方の著しい進歩の中で拡大し続けている。生命科学と臨床医学の著しい進歩で広範化、多様化した医学研究領域において、臨床医学研究者は、臨床医と基礎研究者の間の拡大した境界領域において臨床医と基礎研究者の活動の乖離を防ぎ、繋ぐ役割を果たすことがその使命である（図2）。今後の内科学の発展には、内科医からこのような臨床医学研究者を育成することが重要と考える。

　臨床医学研究者は、ヒトの疾患と疾患モデル動物の病因、病態との間に存在する「種差」には特に真剣に対峙し、基礎研究者や若手臨床医学研究者に対して「臨床応用のためには、この種差を乗り越えることの必然性」について指摘し、指導することが必要である。ヒトの疾患の病因・病態に精通することは臨床医学研究者である必要条件であり、その使命でもある。何故なら、創薬研究において、疾患モデル動物に依存した前臨床研究の研究成果のみで臨床応用の成功に到達する

確率は10%以下と極めて低いことが知られている。臨床医学研究者は、診療活動を通してヒトの疾患の病因、病態に精通し、ヒトの疾患の優れた疾患モデル動物を開発すること、あるいは、多くの疾患モデル動物の中からヒトの病態を再現する優れたモデル動物を選択する判断力が重要である。

　TSでは、当初の標的疾患が稀少疾患であっても、その臨床応用の成果を多数の症例数を有する近縁のCommon Diseaseへ展開できることが、歴史的にも証明されている。例えば、レニン・アンジオテンシン系遮断薬の原型であるアンジオテンシン変換酵素阻害薬（ACEインヒビター）は腎血管性高血圧の特効薬として臨床応用されたが、それに続き本態性高血圧、更には心保護作用、腎保護作用、血管保護作用などへと適応拡大され、アンジオテンシン受容体ブロッカー、レニン・インヒビターなどの開発研究・臨床応用を促進した。このようなTSの成功の歴史から得られる「臨床医学の知」を学び活かすことは、臨床医学研究者の利点の一つである。日本内科学会の今後の重要な使命のひとつは、内科医が率先して臨床医学研究を推進することであり、そのためのシステムを構築し、臨床と研究の双方に携わる臨床医学研究者を育成することである。そのためには基礎研究と臨床医学研究の相違点を明確にして、ヒトの内科疾患の病因・病態に精通した臨床医学研究者を養成することである。その対策のひとつには、多忙な診療と研究の双方の両立が必須である臨床医学研究者の待遇を改善し、我が国の臨床医学研究者の絶対数を増加することが必要である。

4. 内分泌代謝領域における Translational Scienceの実践

　20世紀の開始の年、1901年の高峰譲吉によるアドレナリンの単離精製に始まる数々のホルモンの発見と、それに続く臨床応用の成功の内分泌代謝学の歴史から、「新規ホルモンの発見により、

未知の生理機能の発見、其の破綻による疾患の病因・病態生理的意義の解明、新規診断法と新規治療法の開発に発展する」ことを学習してきた。21世紀の今日、古典的内分泌臓器のみならず全身の臓器、特に心臓や脂肪組織まで内分泌代謝機能を有することが広く認識されており、内分泌代謝内科領域のトランスレーショナルリサーチ Translational Research(TR)の対象疾患は特定臓器の内分泌代謝疾患から全身的なものへ広がっている。

1977年、大学院に入学し、恩師の井村裕夫先生からご指導いただいた研究テーマは当時の画期的発見であった「内因性オピオイドペプチド」の臨床的意義の解明であった。β-Endorphinの高感度測定法であるラジオイムノアッセイを開発、ヒトの血液中にβ-Endorphinが検出されること、共通の前駆体蛋白質（Proopiomelanocortin、POMC）から生成されるACTHと並行して分泌されていることを証明した。更に、ヒトの脳脊髄液中のβ-Endorphin濃度の研究、POMCに由来するγ-MSHなどの研究に発展した。そして「ヒトの血中及び脳脊髄液中のβ-Endorphinの臨床的意義に関する研究」で学位を得た。当時、京都大学生化学教室の沼 正作先生、中西重忠先生の研究室ではPOMC cDNAの構造決定につづき、内因性オピオイドをコードする前駆体蛋白質Proenkephalin AとProenkephalin Bの全構造を解明した。Proenkephalin AはMet-EnkephalinとLeu-Enkephalinの前駆体蛋白質であり、Proenkephalin BはLeu-Enkephalin構造を含むDynorphin/Neo-Endorphin前駆体蛋白質である。沼先生・井村先生の共同研究の下で、ヒトの病態における内因性オピオイドペプチドの生合成、分泌調節、臨床的意義の解明を担当した私達は、褐色細胞腫におけるEnkephalinの生合成や分泌を報告した。更にProenkephalin Bに由来する新規の内因性オピオイドペプチドであるLeumorphinの存在、分布、作用などを報告した。

大学院生時代に実践した「内因性オピオイドに関する研究」の成果がTRとしてそのまま臨床応

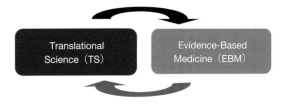

図1　臨床医学研究の両輪であるTSとEBMの双方向の循環から得られる「臨床医学の知（臨床知）」の重要性

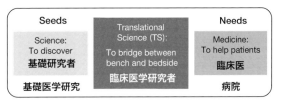

図2　基礎研究者と臨床医の拡大した境界領域を繋ぐ臨床医学研究者(Clinician/Scientist)の活動の場と使命

用に発展することはなかった。しかし、生体内に存在し、薬物（麻薬であるモルヒネ）と同様の作用を有する生体内ペプチドの存在とその臨床応用の可能性を研究する機会を得たことは、その後の臨床医学研究者への針路を取ることにつながった。また、内因性オピオイド研究の頃に知り合い、ご指導を受けるようになったのが松尾壽之先生と寒川賢治先生であり、当時は強力な競争相手で、その驚異的な生化学的手法に圧倒された。特に寒川先生は同年齢の良きライバルの基礎研究者であり、後には共同研究者になった。

1984年、寒川、松尾によりヒトの心臓から発見された心房性ナトリウム利尿ペプチド（ANP）は、心臓や血管が内分泌器官であることの解明につながり、ANP、BNP、CNPよりなるナトリウム利尿ペプチドファミリー、エンドセリンやNO、組織レニン・アンジオテンシン系、アドレノメジュリン系などと合わせ心血管内分泌代謝学という新学術領域が形成された。私達は、1984年以来、遺伝子操作マウスの開発と解析、ANP、BNPの高感度測定法の開発と応用、合成ANPを用いた疾患モデル動物への投与やヒト心不全患者を対象とした臨床試験などを推進し、熊本大学循環器内科の泰江弘文先生と共同研究を行い、ANP、BNP測

定法の臨床応用、ANPの心不全治療薬としての臨床応用に成功してきた。これらの臨床応用の成功は、我が国のレギュラトリーサイエンス確立の前であり、試行錯誤の末の成功であったが、その臨床応用の達成感は計り知れないものであった。勿論、TSやTRの言葉もない頃であった。

私達は、CNP遺伝子欠損マウスを開発して内軟骨性骨化障害、CNPトランスジェニックマウス（CNPTgマウス）では強力な骨伸長促進作用を発見し、その臨床的意義の研究を開始した。2004年、軟骨無形成症（Achondroplasia:Ach）モデルマウスと軟骨過剰発現CNPTgマウスとの交配実験により骨伸長障害がほぼ完全に回復することを証明した。薬剤投与モデルの血中濃度上昇型CNPTgマウスとの交配実験、及び合成CNP投与によってもAchモデルマウスの骨伸長障害が改善することを証明して、Achに対するCNP治療のPOCを確立し、TRを推進している。ヒトにおける内軟骨性骨化における生理的意義や骨系統疾患におけるCNP/Guanylate Cyclase B系の病因的意義が次々と明らかになってきており、臨床応用に発展すると確信している。

一方、世界的な肥満（症）の増加とレプチン、アディポネクチンなどのアディポサイトカインの発見は、生体の最大の内分泌臓器と認識されるようになった脂肪組織とエネルギー代謝に関する基礎研究（Adiposcience）と臨床医学研究（Adipomedicine）を推進し加速している。私達は1994年のフリードマンらの遺伝性肥満マウスからのレプチンの発見以来、レプチンの肥満症における意義の解明を目指してTRを実施してきた。肥満者に相当する血中レプチン濃度を有するレプチン過剰発現Tgマウスの開発に成功し、レプチンのインスリン感受性亢進作用を明らかにした。肥満症ではレプチン抵抗性が存在することを考慮し、レプチンが減少する脂肪萎縮性糖尿病マウス（A-Zipマウス）とレプチン過剰発現Tgマウスを交配すると脂肪萎縮性糖尿病マウスの糖脂質代謝が劇的に改善することを証明した。当初の標

的疾患が稀少疾患でもまずヒトにおける臨床応用を最優先し、その後にCommon Diseaseである近縁疾患へ展開する戦略を考えた。そして、脂肪萎縮性糖尿病を対象とするPOCを得て臨床試験を開始した。2002年以来ヒト脂肪萎縮性糖尿病を対象として、レプチンの著明な糖脂質代謝改善と脂肪肝の改善における有効性及び長期の安全性を証明した。更に、2012年3月までに難病創薬スーパー特区における脂肪萎縮症を対象としたレプチン補充治療の医師主導治験を完了し、2012年7月には薬事申請を終了した。

以上述べてきた「新規ホルモンのトランスレーショナルリサーチ」に加えて、私達は1998年よりES細胞、続いてiPS細胞の研究を開始し、再生医療に関する研究、特に生活習慣病の下流で重要な血管構成細胞、中核に位置する脂肪細胞、また内分泌代謝疾患を対象として内分泌細胞の再生医療を目指した研究を推進している。画期的新技術の開発や基礎研究の新発見は、将来の画期的臨床応用に発展する可能性は高く、その準備を怠っていては臨床医学研究者として活躍の機会を失うことになると考えている。

5. 内科学における疾患研究

内科学における疾患研究のあり方については、メタボリック症候群（MS）からの学習が極めて示唆的である。肥満を中核的な基盤病態として糖尿病、高血圧、脂質代謝異常が重積するMSは全身の動脈硬化を促進して、心血管病を惹起し、関連臓器合併症を併発する。関連する内科学の専門領域は内分泌代謝内科（肥満症、糖尿病、高血圧症、脂質異常症）、循環器内科（虚血性心疾患、閉塞性動脈硬化性末梢血管障害、高血圧症）、腎臓内科（糖尿病性腎症、肥満関連腎症、腎硬化症、高血圧症）、神経内科（脳血管障害、糖尿病性神経障害）であるが、更に肥満症との関連では消化器内科（NAFLD、胆道がん、大腸がん）、呼吸器内科（睡眠時無呼吸症候群、低酸素血症）、整形外

科、婦人科などの合併症も増加する。肥満症・MSは体内最大の内分泌臓器として認識されてきた脂肪組織と他の臓器の臓器連関に起因する症候群であり、病態形成に与るホルモンとしてはレプチンなどのアディポカインの意義が注目されている。MSは、過食と運動不足を上流に、エネルギー過剰のために脂肪を過剰に蓄積した脂肪組織の正所性（eutopic）の脂肪蓄積と肝臓や筋肉などにおける異所性（ectopic）の脂肪蓄積、更にはアディポカインシグナル伝達異常を基盤とする臓器連関の破綻に由来する全身の病態であり、全身的把握が必須の症候群である。今後も、MSのような「内科学の単独の専門分化領域に納まらない全身的な新規症候群」が出現すると予想される。MSの中核である肥満症は、内科学に収まらず整形外科や婦人科などの合併症を増加させ、更に成因的には、精神科領域にも深く関連してくる。慢性腎臓病（CKD）もMSと同様の複合領域疾患と考えることができる。臨床疫学研究の主要課題である喫煙、飲酒、肥満などの全身的病態を考慮すると理解が容易であろう。今後もMSのような内科学の専門領域や内科学を超えた新規の症候群や疾患が現れるであろう。したがって内科学の知の構築は視野を広範にする水平的な面と科学の進歩を個体レベルから臓器、細胞、分子レベルへと把握する垂直的な面での展開が必要である。

そして専門領域の間に存在する学際領域の希薄化を埋めるための絶え間ない努力と臨床医学研究の成果から得られた「臨床の知」の次世代への伝承・啓蒙が必要である。その対策の一案として内科の複数領域の専門医資格を有する複合内科専門医の育成を提案したい。複合内科専門医は、異なる専門領域の共通性や相違点に気づきやすく、学際領域で活躍できるからである。内分泌代謝内科と循環器内科や腎臓内科、臨床免疫内科と呼吸器内科や腎臓内科などその組み合わせパターンは多様であり、学際領域の希薄化の克服に留まらず、独創的な発展につながるものと

 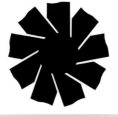

学際領域の希薄化　　　学際領域の希薄化の克服

図3　内科学の専門化と統合の体系

期待される（図3）。

医学の専門領域は言うまでもなく自然が設定したものではなく、人間が便宜上設定したものに過ぎない。専門化と統合性のバランスは内科学の発展に必須の前提条件である。また同時に、EBMで検証され確立した科学的根拠に基づく医療の実践とTSによる新規医療の開発のバランスの重要性を合わせて強く提起しておきたい。

6. 内科学への提言

「内科学の知」は専門臓器を超えた全身的把握の必要性を認識したものである。疾患モデル動物からの知ではなく、患者診療を基盤として得られた患者指向の知である。そして、内科学の知はTSとEBMの双方向の循環によって得られる「臨床の知」の中核を形成するものである。臨床医学研究者（Clinician/ Scientist、あるいはPhysician/ Scientist）はその推進者であり、日本内科学会は臨床医学研究の推進と臨床医学研究者の育成方向に針路を定め、新たなアクションプランを提案すべきである。また、複合内科専門医の育成をあわせて提案したい。そして臨床医学研究者と複合内科専門医の実数を増加し、待遇を改善して更なる向上の機会を与えるべきである。

著者のCOI（conflicts of interest）開示：中尾一和
講演料：（塩野義製薬、第一三共、武田薬品工業）
研究費・助成金（塩野義製薬、第一三共、武田薬品工業、中外製薬）

第2章
歴代教授の紹介

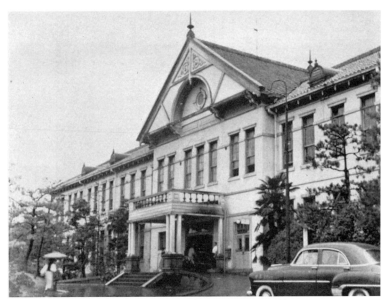
昭和30年ころの医学部附属病院外来棟の玄関　→136ページ参照

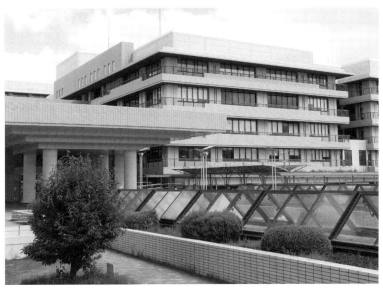
現在の外来棟玄関

初代教授

中西亀太郎 (1868-1942)

在任期間　1901〜1920年

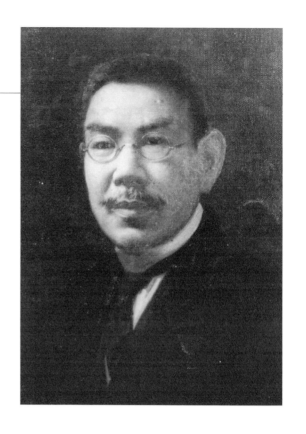

　初代の中西教授は、明治24年に東京帝国大学を卒業されており、わが国に近代医学をもたらしたドイツ人のErwin von Baelz教授のもとで、6〜7年間勉強された。明治32年から34年まで、京都帝国大学助教授の身分でドイツのミュンヘン大学に留学されているが、この間京都帝国大学に招聘するためにドイツ人の病理学の教授を探すのに努力されている。このころドイツ人の日本に関する理解は乏しく、結局成功しなかったらしい。その時「Baelzは日本に行かなければ、世界的な学者になれたであろう。実に惜しいことだ」というドイツ人の言葉を聞き、自分の名誉を度外視して日本の医学教育に貢献されたBaelz先生に改めて敬意を表しておられる。

　中西先生は、明治34年帰国されて後、内科学第二講座の教授に就任され、大正9年までその任にあたられた。先生は広く内科学に関心をもっておられたが、とくに感染症、細菌学が中心で、明治41年には日本内科学会で「大葉性肺炎の症候、診断、療法」の宿題報告を担当され、大正8年には日本内科学会会頭を務めておられる。

文責・井村裕夫（昭和29年卒　京都大学 名誉教授）

第二代教授

松尾 巖 (1882-1963)

在任期間　1920〜1937年

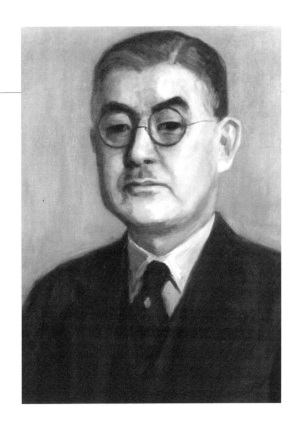

　第二代の松尾教授は、明治41年京都帝国大学医科大学を卒業され、最初内科学第三講座の賀屋隆吉教授の指導のもとで、内科学を広く学ばれた。賀屋教授は内科学の指導者となる者は、その研究の根底で基礎医学の一つに徹すべきであると主張されていたので、それに従って大正9年に内科学第二講座の教授に就任されると、消化器系の研究に専念され、肝臓の病態生理、肝臓疾患と栄養、肝機能と腎機能の研究などで成果を挙げるとともに、胆石症、原発性肝がん、胃がん、急性膵臓壊死などの疾患の診断、治療の研究を行われた。

　例えば胆石症に対しては、十二指腸ゾンデを用いて硫酸マグネシウムを注入することによって診断、治療を行う方法を導入され、このゾンデ療法がわが国で広く行われるようになった。また、腹部の触診を丁寧に行い、手術室に入って開腹時に触診をされて確認されるという努力を繰り返された。その結果は、のちに『開腹術の前後』という書物にまとめられ、後進のよい指導書となった。消化器内科医としての先生の名声は極めて高く、多方面で活躍され、多数の弟子を育成された。また『実験消化器内科学』という雑誌を刊行され、わが国における消化器内科学の発展に貢献された。先生の業績に対しては日本内科学会恩賜記念賞が授与されており、昭和8年には日本内科学会総会会頭を務められた。

　松尾先生は昭和12年に退官されたが、その後『二頁の知識及び二頁の臨牀』などの書物を通して消化器内科学の知識の普及に努められ、また自らの医学論を展開された。さらに五十嵐播水（元神戸中央市民病院長）、さらには高浜虚子に師事されて俳人としても活躍され、関西アララギ派の重鎮となられた。

文責・井村裕夫（昭和29年卒　京都大学 名誉教授）

第三代教授
菊池武彦 (1893-1985)
在任期間　1938〜1956年

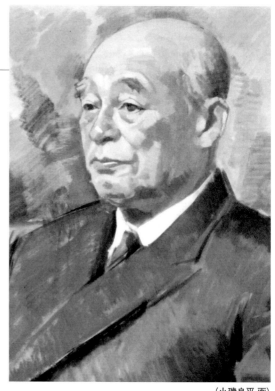

（小磯良平 画）

　菊池教授は大正8年、京都帝国大学医学部の卒業。昭和13年、京都大学内科学第二講座の第三代の教授に就任され、昭和31年に退任された。内科学の中でご専門は血液学。この間、内科学第二講座から多数の血液内科医を輩出した。菊池教授は日本血液学会総会会長を二度務められている。菊池教授を受け継ぐ血液学の流れはその後、脇坂行一助教授の京都大学内科学第一講座の教授就任により第一講座に波及した。第二講座の肝臓研究の源は、菊池教授の時代に深瀬グループで始まった肝臓や脾臓の針生検にあったと考えられている。もちろん第二代教授の松尾教授の専攻された消化器病学の流れも受け継がれたと推測される。

　菊池教授の関連された出来事として京都大学原爆災害総合研究調査班の遭難がある。この調査班は、昭和20年8月6日に原子爆弾が投下された広島にいち早く赴き、被爆者の診療及び調査研究を行っていたが、同年9月17日に西日本を襲った枕崎台風により、滞在先の大野陸軍病院が山津波に見舞われ、全員山津波の濁流に呑みこまれてしまった。この時、医学部、理学部の教官と学生ら約50人で編成された調査班の班員のうち、11名（医学部8名、理学部3名）が犠牲となった。第二講座の関係者も含まれていた。同年9月18日、大阪朝日新聞に調査報告が掲載された。その内容は「火傷が治癒した場合においても傷痕から癌とか腫瘍とかの悪性変化を起こすかもしれず、今後大いに警戒を要する」、「リンパ系も含めた全血液製造器官が侵された汎血液瘻ともよぶべき重大な変化が起こっている」などの記載がある。

　その後毎年、広島県廿日市市大野町にある「京都大学原爆災害綜合研究調査班遭難者慰霊記念碑」前で慰霊祭が開催されているが、菊池教授の遺言でご子息の菊池晴彦京大名誉教授は慰霊祭への列席を続けておられると伺っている。

　また、菊池教授は人間的で円満な人格者であり、そのために多くの入局者が集まり、菊池教授の時代に第二講座の多くの関連病院が出来上がったと言われている。

文責・中尾一和（昭和48年卒　京都大学 名誉教授）

第四代教授

三宅 儀(1902-1993)

在任期間　1957〜1966年

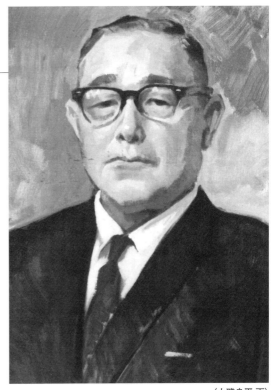

（小磯良平 画）

　第四代の三宅教授は、昭和2年に京都帝国大学医学部を卒業されて内科学第一講座に入局されたが、数年間は生理学教室で自律神経系の研究に従事された。昭和15年には内科学の助教授に就任されたが、日米戦争の時期であり、ご苦労が多かったと推測される。とくに昭和19年からは海軍技師としてセラウェシ島のマカッサル研究所所員に就任されたが、当時は赴任するだけでも命がけであったと述懐されたことがある。昭和22年京都大学助教授に復帰され、27年には岐阜県立医科大学の内科学教授に就任された。そして昭和32年に京都大学教授として、内科学第二講座を担当された。日本内分泌学会の創設者である京都大学内科学第一講座の辻 寛治先生の学問の流れが、第二講座に引き継がれたことになる。

　戦後アメリカの内分泌学が日本に導入されたが、先生は当時最先端であったステロイドホルモンの研究、とくに尿中17ケトステロイドの測定にいち早く取り組んで成果を挙げられ、また岐阜では甲状腺の研究も行われた。内科学第二講座教授に就任されてからは、甲状腺、ステロイドホルモン、糖尿病、カテコールアミン、神経内分泌学など、内分泌学のほとんどの分野で後進を育成され、成果を上げられた。先生の教授在任は9年間と短かったが、この間に基礎がほとんどなかった第二内科で立派に内分泌学を立ち上げられたことは、奇跡的であったとすら言える。

　先生のもう一つの大きなご業績は、日本の内分泌学の国際化に努力されたことである。1958年に国際内分泌学会が創設されると、その翌年に第1回アジア大洋州内分泌学会を京都で開催され、国際内分泌学会の実行委員も務められた。戦後、遅れていた日本の内分泌学を国際レベルに押し上げる最初のステップは、先生のご尽力の結果であると言えよう。

　先生は温厚篤実なお人柄で、感情を表に現されることはなかったが、学問の面でも、また大学運営の面でも、先見性に富んだ見識をお持ちであり、しかもそれを地道に実行された。一例を挙げると、定年ご退官後の国立京都病院長時代に日本糖尿病学会の会長をお務めになったが、その時、特別講演の演者としてプロインスリンを発見したDonald F. Steiner教授の名前を挙げられたのは先生である。論文が出て1年くらいのときで、恥ずかしながら私は全く知らなかった。彼が講演を引き受けてくれたおかげで、内科学第二講座とシカゴ大学との間に交流が生まれることとなった。先生の学問を見る目の確かさを実感したエピソードであると言えよう。

文責・井村裕夫（昭和29年卒　京都大学 名誉教授）

第五代教授

深瀬政市 (1914-1989)

在任期間　1966～1975年

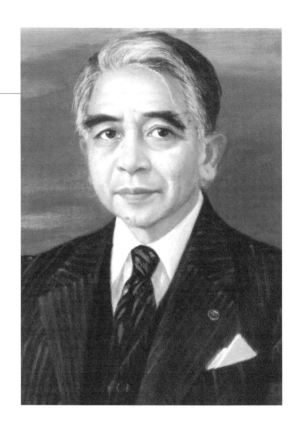

深瀬教授は昭和14年、京都帝国大学医学部を卒業。京都大学内科学第二講座助教授を経て昭和41年、第二講座の第五代教授に就任された。内科学の中でご専門は免疫学。菊池教授時代にリンパ球の研究に従事されて、助教授の頃に免疫研究室を組織され、リュウマチや膠原病などの自己免疫疾患の病態解明を研究テーマとされた。当時日本では萌芽期にあった臨床免疫学の研究分野に進まれ、日本臨床免疫学会の主要メンバーとして活躍された。厚生省難病研究事業の「自己免疫疾患の調査研究」の班長を担当された。一方、在任中から島根医科大学の創設に尽力され、昭和50年定年を待たず島根医科大学初代学長として異動された。

深瀬教授の担当された期間中には、昭和40年代の全国的な大学紛争のために医学部の研究室は封鎖され、研究は中断される事態に陥った。医学部の授業も2、3年間休講が続いた。

しかし、深瀬教授に源を置く臨床免疫研究の流れは、京都大学で発展を遂げた基礎医学の免疫系研究室との共同研究の成果に発展し、内科系教授のみならず多数の基礎医学系教授の誕生に至った。

2000年に医学部の大学院化で新設された内科学臨床免疫講座に第二講座免疫研究室の同門会関係者は異動し、深瀬教授の流れを受け継いだ免疫研究室は新講座の主力研究グループになって現在に至っている。

Crow-深瀬症候群について

Crow-深瀬症候群は、京都大学内科学第二講座の症例検討会で、36歳の女性（農家）で、高度の運動神経・知覚神経障害 (Polyneuropathy)、肝脾などの臓器腫大 (Organomegaly)、糖尿病や無月経などの内分泌異常 (Endocrinopathy)、IgG λ のM-蛋白質 (M-protein) の増加、全身の顕著な色素沈着や剛毛などの皮膚異常 (Skin Lesion) を呈する腸間膜リンパ腺由来と考えられる鶏卵大の形質細胞腫の症例が取り上げられ、白熱した討議内容が「日本臨床」に掲載された（深瀬政市他京都大学内科学第二講座 (Clinical Conference) 日本臨床 26: 2444-2456、1968）。その後、Crowにより同一の症状を呈する症例が報告されていることがわかり、深瀬教授の名前と併せてCrow-深瀬症候群と呼ばれるようになった。5つの症状の頭文字即ちPOEMSからPOEMS症候群と呼ばれることもある。病因は不明であるが血液中に増加するVEGFの作用が関連している可能性が指摘されている（西谷 裕、日本内科学会雑誌内科――100年のあゆみCrow-Fukase (POEMS) 症候群91: 92-96、2002）。総合的な京都大学内科学第二講座で見つかるべくして見つかった症候群と言える。

文責・中尾一和（昭和48年卒　京都大学 名誉教授）

第六代教授

井村裕夫(1931-)

在任期間　1977〜1991年

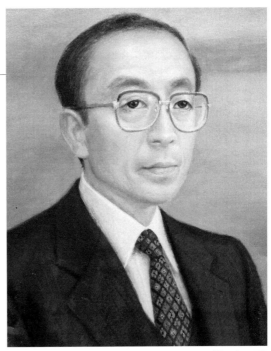

(芝田米三 画)

　井村教授は昭和29年、京都大学医学部の卒業。三宅教授の第一期生として内科学第二講座で内科学の内分泌代謝学を専攻された。京都大学内科学第二講座講師より昭和46年に新設された、神戸大学医学部内科学第三講座教授に就任され、内分泌代謝学を中心に神経学、血液学、免疫学などの領域を含めて若手臨床研究者の育成に大きな貢献をされた。昭和52年4月1日より京都大学内科学第二講座の第六代教授に就任された。その時期は大学紛争直後であったが、井村教授に指導された第二講座は内分泌代謝学領域を中核に1)神経内分泌：神経ペプチド研究、2)糖尿病：消化管ホルモン研究、3)高血圧：心血管ホルモン研究、4)甲状腺、免疫、肝臓、神経、血液の領域の研究室が組織された。また、分子生物学の進歩を研究手段として積極的にとりいれ、華々しい研究成果が達成された。第52回日本内分泌学会総会会長、第30回日本糖尿病学会会長、第23回日本医学会総会準備委員長、第88回日本内科学会会頭、第8回国際内分泌学会（京都）組織委員長などを歴任され成功された。

　井村教授は1989年に医学部長に就任され、大学院に独立専攻を設けるなど、研究体制の充実に尽力された。1991年に京都大学総長に選出され、大学院重点化を推進、京都大学医学部は全国に先駆けて大学院大学となった。また、生命科学研究科、情報学研究科など4つの独立研究科を設け、学際領域の振興に努めるとともに、京都大学創立100周年記念事業を成功に導き、1997年に退任された。その業績を評価され、日本学士院会員、アメリカ芸術科学アカデミー名誉会員に選定された。

　神戸市民病院病院長を経て、総合科学技術会議議員に就任された。そして国家と地域の科学技術政策、健康政策に大きな貢献をされた。退任後は先端医療研究振興財団理事長として震災後の神戸の復興にも指導的役割を果たされた。更に2015年、日本医学会総会関西2015の会頭、稲盛財団会長、関西健康・医療創生会議議長などに就任され現在に至っておられる。

　この間に、瑞宝大綬章、フランス国家功労賞、名誉大英勲章などを受章された。

　井村教授の活動を人生のライフステージ別に俯瞰すると、医学生、臨床医・教育・研究者、医学部教授としての診療・教育・研究における活動と、60歳以後から現在までの大学総長、総合科学技術会議議員、科学技術振興機構研究開発戦略センター首席フェロー、先端医療振興財団理事長、関西健康・医療創生会議議長など、高等教育、研究開発政策を推進された期間に大別される。2018年には米寿を迎えられ、高齢化社会を生き抜く人生戦略を課題として、益々お元気で活躍されている。

　井村教授の指導を受けた同門会会員から全国の大学、関連病院、地域医療の指導者が多数羽ばたいている。

文責・中尾一和（昭和48年卒　京都大学 名誉教授）

第七代教授

中尾一和（1948-）

在任期間　1992〜2013年

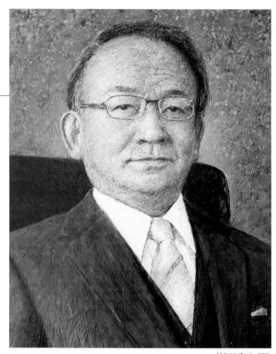

（鶴田憲次　画）

　中尾教授は昭和48年、京都大学医学部の卒業。医学生時代は大学紛争の真っ只中で、2年半に亘るストライキで講義は無く、研究室が封鎖されるまでの期間には生化学の早石研究室で研究の手ほどきを受けた。大学紛争終了後は、井村教授の第一期生として内科学第二講座で内科学の内分泌代謝学を専攻された。早石教授と井村教授に指導を受けた学生・院生時代はMD-Ph.D.コースの学生を先取りしたような期間であったと、中尾教授は振りかえって感慨深そうに述べられた。後述するが中尾教授が教室のスローガンとして提唱された「トランスレーション科学の推進」の原点はこの頃に培われた可能性が高い。

　第二講座講師を経て1992年、内科学第二講座の第七代教授に就任され、2013年に退任された。その間ドイツ様式の内科学第二講座から大学院大学化で「臨床病態医科学」に名称変更され、更に米国様式の専門内科別の編成で「内分泌代謝内科」に名称変更された。中尾教授は臓器別の内科学の再編成の中で、「全身が内分泌代謝臓器である内分泌代謝学の横断的特性」を生かして「内科学を基盤とする内分泌代謝学」を目指された。特に内分泌代謝学と他分野の境界領域の重要性に注目され、心血管内分泌代謝学を提唱され、心臓研究室、腎臓研究室、高血圧副腎研究室、分子医学研究室、糖尿病研究室、甲状腺研究室、神経内分泌研究室と共に免疫研究室、肝臓研究室、血液研究室を編成し、生活習慣病を教室の研究対象疾患とされた。研究・診療・教育活動のスローガンは「基礎研究の成果を臨床応用に橋渡しする科学：トランスレーション科学の推進」である。

　中尾教授は臨床医学研究のなかでトランスレーション研究とEBM研究が重要な柱になると考えられ、京都大学医学部のEBM研究センター長、探索医療センター長に就任され、我が国の臨床医学研究の指導者として活躍された。学会では第109回日本内科学会会頭、日本内分泌学会理事長、日本肥満学会理事長、日本臨床分子医学会理事長、日本心血管内分泌代謝学会理事長なども歴任され、第14回国際内分泌学会（京都）組織委員長など国際的活動を実践された。中尾教授は井村教授に比較してアグレッシブな姿勢が印象的とされるが情に深いところも知られている。ANP、BNP、レプチンの臨床応用を実現したトランスレーション科学の推進の成果に対して、紫綬褒章、武田医学賞、日本医師会医学賞、ベルツ賞、日本内分泌学会賞、日本肥満学会賞、高峰譲吉賞、井村臨床研究賞などを受賞された。

　内分泌代謝内科教授退任後は産学連携による創薬研究を推進する京都大学医学部メディカルイノベーションセンターで"Everlasting Challenges"をスローガンに活動をされているが、古希を迎えられた最近は「次世代の育成」に恩返しの軸足を置いて活動されている。

文責・伊藤　裕（昭和58年卒　慶應義塾大学医学部 教授）
　　　小川佳宏（昭和62年卒　九州大学医学部 教授）

第3章

研究室（研究班）の紹介

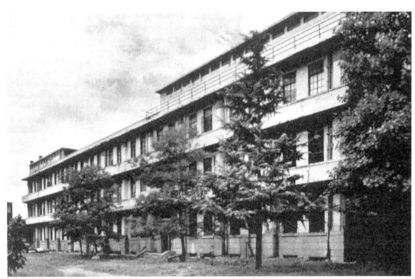
かつての内科研究棟　→137ページ参照

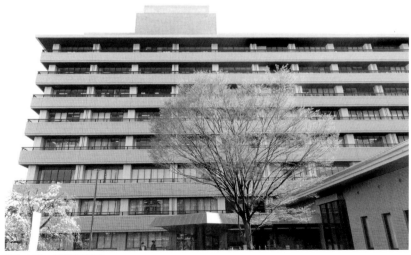
現在の第一臨床研究棟

内分泌班

神経内分泌グループ

中井義勝　　昭和41年卒　京都大学 元教授／京都健康科学研究所 代表理事
島津 章　　昭和52年卒　社会医療法人誠光会 草津総合病院 先進医療センター 先進医療センター長

　日本のACTH研究は、三宅内科時代の井村裕夫先生によるバイオアッセイの研究に始まる。その後、ACTHのラジオイムノアッセイの確立により、ACTH研究は飛躍的に進展した。

　第二内科では、ACTH分泌のセロトニンによる神経性調節、サイトカインによる免疫性調節を世界に先駆けて明らかにした。さらに、異所性ACTH症候群の血中や異所性ACTH産生腫瘍中には、大分子ACTHの存在することを明らかにした。この研究が、京都大学医化学の沼 正作、中西重忠教授との共同研究に発展し、世界で初めてACTH遺伝子が同定された。その結果、大分子ACTHは、内因性オピオイドペプチドの一つであるβ-エンドルフィンやγ-メラノコルチンなどを含むACTH前駆体蛋白プロオピオメラノコルチンであることが明らかとなった。

　さらに、沼、中西教授により同定されたコルチコトロピン放出ホルモン（CRH）遺伝子およびACTH遺伝子のヒトにおける遺伝子発現調節に関する研究を行った。また、CRHが視床下部－下垂体－副腎皮質系疾患の鑑別に有用であることを明らかにし、検査試薬として三菱油化ファーマ株式会社と共同開発した。このように、ペプチドから遺伝子レベルまでの臨床研究から、その臨床応用まで、世界をリードする活動を行った。

（中井義勝）

　加藤 譲博士は井村裕夫講師指導の下、我が国で3番目にヒト成長ホルモン（GH）のRIA系を確立し、GH分泌異常症の診断、治療、病態解明を推し進めた。留学・神戸大に続いて京大に帰学後、GH、プロラクチン（PRL）分泌調節機構の実験的研究をさらに発展させるとともに、故矢内原昇静岡薬科大学教授の協力を得て、オピオイドや血管作動性腸管ペプチド（VIP）など各種の新しい神経ペプチドの視床下部下垂体機能に及ぼす影響を追究した。宮崎医大石川栄一教授などの協力を得て、GHの高感度EIAによる尿中GH測定を用い下垂体疾患の治療や病態解明を行った。

　加藤講師が島根医科大学第一内科教授に栄転後、米国留学をしていた島津 章博士が神経内分泌グループを引き継ぎ、神経ペプチドと内分泌機能および自律神経系への影響に関する研究、高感度GH測定系の臨床応用（糖負荷試験のGH抑制値）、先端巨大症に対するソマトスタチンアナログ（オクトレオチドとランレオチド）およびGH受容体拮抗剤(ソマバート)による治験、重症成人GH分泌不全症に対するGH補充療法の治験に責任医師として関与し、GH分泌異常症に対する新しい診療を推し進めた。

　臨床神経内分泌の分野では、井村教授が神戸大・京都大を通じて（1970～1981年）経験した視床下部器質性病変201例の臨床的特徴を視床下部症候群としてとりまとめ、第79回日本内科学会講演会（1982年）に宿題報告「神経内分泌学の臨床」と題して講演した。京都大総長時代には、特発性中枢性尿崩症の病因としてリンパ球性漏斗下垂体神経葉炎がかなり多いことを見出し、新しい疾患単位として1993年の"NEJM"誌に報告した。

　加藤講師および島津博士は厚生労働省の間脳下垂体機能障害に関する調査研究班で研究分担者（後に主任研究者）として間脳下垂体疾患の病態解明、診断および治療の手引きの策定を行った。GH分泌異常症の診療に必要な年齢別・性別インスリン様成長因子-1の基準範囲設定および下垂体機能低下症患者のQOL（生活の質）質問票（AHQ）の作成と評価に関する研究を実施した。

（島津 章）

甲状腺グループ

稲田満夫	昭和31年卒	関西医科大学 名誉教授
森 徹	昭和33年卒	京都大学 元教授／須川クリニック 非常勤医師
小西淳二	昭和39年卒	京都大学 名誉教授／杉田玄白記念公立小浜病院 名誉院長
赤水尚史	昭和55年卒	和歌山県立医科大学 内科学第一講座 教授

内科学第二講座の甲状腺研究グループは、第四代教授三宅 儀先生から始まる。内科学第一講座助教授から岐阜大学教授となられ、岐阜におられるときに地方性甲状腺腫を報告された。

昭和34年に内科学第二講座教授に着任後に、甲状腺、副腎、肝臓、下垂体の4グループを設置され、助手になったばかりの鳥塚莞爾先生（昭和26年卒、元京大放射線核医学科教授）が甲状腺グループを率いられることになった。なお、この4グループのそれぞれのリーダーは四天王と呼ばれたそうである。

鳥塚先生は、ボストンのMGH留学の折に実験性甲状腺炎の分析を行い、これが後の橋本病の総合的な解析につながった。橋本病は難病指定され、厚生省特定疾患「橋本病」調査研究班の最初の研究代表者となられた。越山勝夫先生（昭和29年卒）は、利用可能となったI-131を用いてヨード代謝の広範かつ詳細な解析を行われた。日下部恒輔先生（昭和29年卒）は、酵素異常による先天性甲状腺腫の発見に貢献したが、夭折された。

稲田満夫先生（昭和31年卒、元関西医大教授）は、鳥塚先生のもとでI-131サイロキシンおよびトリヨードサイロニンの代謝を解析し、留学後に脱ヨード酵素の解析に従事された。天理病院を経て井村裕夫先生が教授になられた後に内科学第二講座助教授に就任され、西川光重先生（昭和49年卒、元関西医大教授）、石井 均先生（昭和51年卒、奈良県立医大教授）、田中 清先生（昭和52年卒、京都女子大教授）などを育てられた。

浜田哲先生（昭和31年卒）は、独自にTBGの研究に従事され、フリーT4の測定や、髄様癌でCEAが上昇することを発見された。門下に中川毅先生（昭和35年卒、元三重大学教授）がおられ、フリーT4測定に貢献した。中村浩淑先生（昭和46年卒、元浜松医大教授）は甲状腺ホルモン受容体の研究に携わられた。

森 徹先生（昭和33年卒、元京大医学部臨床検査医学教授）は、鳥塚先生のもとでTSHとLATSの研究に従事し、スタンフォード留学、京大核医学講座、神戸中央市民病院を経て、内科学第二講座に復職。門下に赤水尚史先生（昭和55年卒、和歌山県立医大教授）がおられ、TSH受容体および抗TSH受容体抗体を中心にバセドウ病の病因病態研究に携わられた。小杉眞司先生（昭和58年卒、京大倫理学講座教授）は、TSHレセプターの構造と機能を遺伝子レベルで解析し、これが若年性早熟症の原因解析につながり"Nature"に掲載された。

森田陸司先生（昭和35年卒、前滋賀医大教授）は、慢性甲状腺炎の病態解析担当とVim-Silvermanの穿刺針を使って甲状腺生検をされ、留学後は副甲状腺の研究に転換された。小西淳二先生（昭和39年卒、元京大放射線核医学科教授）は、LATSと生検を用いてI-131療法後のバセドウ病を解析し、スタンフォードへ留学後に遠藤啓吾先生（昭和45年卒、元群馬大核医学教授）とともにブロッキング型TSHレセプター抗体による甲状腺機能低下症を報告された（この論文は、日本からの甲状腺論文中第2位の引用回数）。

笠木寛治先生（昭和46年卒、元高松赤十字病院院長）は、刺激性TSHレセプター抗体の高感度測定に貢献した。中尾一和教授時代の甲状腺グループ教官は、赤水先生以後、田上哲也先生（昭和59年卒）、金本巨哲先生（平成8年卒）がおられる。

このように甲状腺グループは人材に恵まれ、広

汎かつ高度の研究を行ってきたが、これを裏付けるものとして、第1回甲状腺同好会の会長を鳥塚先生、以降（甲状腺学会になってからを含めて）井村、稲田、森、小西、中村、笠木、西川、赤水先生と9名の会長を輩出している（国内では断トツ）。さらに赤水先生が平成25年から平成29年まで甲状腺学会の理事長を務めており、まさに日本の甲状腺研究を終始リードしてきた。

副腎グループ

新保愼一郎　昭和32年卒　京都女子大学 元教授／京都市立病院 内分泌内科 元部長
曽根正勝　　平成8年卒　京都大学大学院医学研究科 糖尿病・内分泌・栄養内科学 特定准教授

1957〜66年（三宅 儀教授）

三宅 儀教授は早くから副腎機能の重要性を指摘され、主として西村敏夫、中野 裕、河野 剛、岩井一義、井村裕夫らが副腎研究を担った。下垂体疾患やクッシング症候群、原発性アルドステロン症、副腎性器症候群、褐色細胞腫、アジソン病など副腎疾患の診療機会が増すなか、診断、病態の掌握にはホルモン測定が必須とされた。当初皮質ホルモン測定は尿中17-KSのみに頼る状態であったが、多くの大学院生、研究生により尿中17-OHCS、17-KGSの測定、次いで尿中アルドステロン、コルチゾール、コルチコステロン、カテコラミン測定、さらに血中濃度の測定が研究の主体となった。

測定法の確立によって、各ホルモン過剰症、減少症、欠損症の診断、病態解明が進められ、診断法の確立とホルモンの不活化、肝臓・腎臓などによる代謝排泄などの機序、さらに同位元素標識ホルモンを使用しての代謝過程の研究等、その成果は多くの研究論文に結実した。

1966〜75年（深瀬政市教授）

ホルモン測定に競合性蛋白結合分析法（CPBA）、ラジオイムノアッセイ（RIA）、ラジオレセプターアッセイ（RRA）などが研究された。臨床では副腎疾患の多様性が次々と明らかにされ、ACTHやステロイド治療への対応、新しく発見された視床下部ホルモンによる副腎機能の調節、さらに高血圧症の病態について皮質、髄質機能から研究が進められている。

しかし、69〜70年の大学紛争は病棟および研究室の機能を奪い、また研究生の多数が学外に去って、研究の継続に大きな損失を与えた。

1977〜91年（井村裕夫教授）

井村裕夫教授の時代に入り内分泌研究はさらに活発となり、視床下部に存在するモノアミンと神経ペプチドの同定によって神経内分泌の研究が大きなテーマとなった。副腎についても、HPA axisにおける上位中枢からのコントロールや、免疫系・サイトカインとの相互作用について多くの研究が行われた。河野 剛らにより正常血圧アルドステロン症の症例研究も報告された。

また、高知医科大学の静田 裕らとの共同研究で、CYP11B1遺伝子とCYP11B2遺伝子のシークエンスにて両者のプロモーター領域の配列が異なることを見出し、前者がグルココルチコイド産生に、後者がミネラルコルチコイド産生に関わっていることが明らかにされた。また、ラットにおいてサブスタンスPの交感神経−副腎系への作用についての研究も行われた。また、ラビットにおいてneutrophil peptide（defensin）類を単離し、それらがACTH-コルチコステロン系を抑制する作用についても検討された。また、臨床研究にてCRH試験のHPA axis評価における有用性についての多くの検証が行われた。

1992〜2013年（中尾一和教授）

　臨床検体を用いた副腎腫瘍における遺伝子解析が行われ、孤発性褐色細胞腫やその他の神経堤細胞由来の腫瘍や組織におけるRET遺伝子の変異の解析や、副腎皮質腫瘍におけるGsα、MC2-R（ACTH受容体）、p53などの変異の解析が行われた。副腎皮質ホルモンと他の液性因子との相互関係にも注目され、クッシング症候群の症例を通じてグルココルチコイドがレプチン合成に与える影響の解析や、ラットにおいてプロスタグランジンE受容体がアルドステロン分泌に及ぼす作用の解析も行われた。

　また、慢性心不全と副腎皮質ホルモンの関係として、慢性心不全ではDHEA-Sが低下すること、心不全が重症化すればアルドステロン合成が亢進することなども報告された。副腎皮質ホルモンの他臓器への作用としてミネラルコルチコイド受容体の虚血脳における作用なども検討された。副腎皮質癌において、DOCやプロゲステロンなどステロイド中間生成物の産生がステロイド合成酵素のヘテロな発現によって生じることも報告された。

　原発性アルドステロン症の臨床研究も行われ、ACTH負荷（静注＋持続点滴）を用いた副腎静脈サンプリング法の開発や、原発性アルドステロン症の病型診断における負荷試験の有用性の検討、片側副腎摘除術の副腎予備能に及ぼす影響の評価、内因性ACTH分泌とアルドステロン日内変動の関連の解析などが行われた。さらに近年、ヒトES細胞やiPS細胞を用いた副腎皮質再生の研究も開始されている。

骨代謝グループ

森田陸司	昭和35年卒	滋賀医科大学 名誉教授／医仁会武田総合病院 名誉院長
八十田明宏	平成3年卒	独立行政法人国立病院機構 京都医療センター 臨床研究センター長

　私どもの骨・カルシウム代謝研究は、私、森田陸司が米国ミシガン大学核医学部門より京大放射線科に帰った1973年に、当時、放射線科に入局した山本逸雄先生、福永仁夫先生、土光茂治先生らと共に発足した。従って、これから述べる活動は、京都大学放射線科でなされたものである。

　1970年代初めは種々のホルモンのラジオイムノアッセイ（RIA）が開発された時代であり、私どもは先ず、それ迄なされていなかったCa調節ホルモン測定に取りかかった。

　福永先生は、チバガイギー社から提供を受けたヒト合成カルシトニンMと、合成ヒトPTH（1-34）断片を用いてカルシトニンのRIAと、PTHのN端RIAを確立した。

　同時に、土光先生は多くの困難を超えてビタミンD_3誘導体、$1,25(OH)_2D_3$の測定に成功し、多くの病態でのこれらCa調節ホルモン血中動態について次々と発表した。これらは、何れもわが国では初めての試みであった。

　山本先生は、Raiz法による骨組織培養や細胞培養を用いて、Ca調節ホルモンの作用機序、相互作用を明らかにする研究を精力的に進め、この方法を引き継いだ滋野長平先生は、腫瘍中の骨吸収因子の同定に成功した。

　日野 恵先生は機能と形態の対比を目指して、骨生検組織の組織形態計測の手技を習熟して腎骨異栄養症のアルミ骨症を、わが国で初めて組織学的に明らかにした。

　その頃我々は、骨・カルシウム代謝の解析手法を貪欲に修得し、複雑な骨・カルシウム代謝を多面的、総合的に理解する事に努めていた。

第3章　研究室（研究班）の紹介　43

その他、山本先生はCa-47動態解析や、ヒューマンカウンターを用いる腸管カルシウム吸収率測定法を編みだし、福永先生はTl-201が副甲状腺腫瘍の局在診断に有用であることを見つけ、土光先生は骨パジェット病の日本一の収集家になった。

同時に、我々は骨塩定量にも力を注ぎ、1973年頃から，Am-241による橈骨測定装置（アロカ社）を用いて橈骨骨塩量測定の基礎的および臨床検討に取りかかった。その後、躯幹骨骨密度を、CT装置を用いる単一エネルギーQCT法、絶対値骨密度を得られる二重エネルギーQCTで検討し、QCTの普及を計るために固形ファントムを考案し、これが以後、わが国での標準ファントム（B-mass京都科学標本、中外製薬）となったものである。

1983年に森田は福永先生と共に川崎医科大学に転出し、京大の骨・カルシウム代謝研究は、以後山本先生が引き継ぎ更に大きな発展を遂げることになった。　　　　　　　　　　（森田陸司）

山本逸雄先生は、悪性腫瘍に伴う高カルシウム血症についての業績を残されて滋賀医大へ移動され、前述のように滋野長平先生が京大での研究を継続された。その間、高橋隆幸先生が発起人となって平成2年より、京大での診療科横断的な骨カルシウム代謝の研究会である「京大高カルシウム血症研究会」が発足し、その後「京滋カルシウム代謝研究会」、「骨・カルシウム代謝研究会」と改名したのち平成26年まで継続された。

さて、平成4年、中尾教授が就任されると、田中 清先生、福島光夫先生、夏井耕之先生、須田道雄先生が参加されて新しい骨代謝グループが発足した。発足と同時に当時高血圧研究室に所属していた小松弥郷先生が、ハーバード大学でPTHrP研究をリードしていたGino Segre教授のもとに留学され、最新の骨代謝研究の成果をもって骨代謝グループに合流した。

田中先生らは、臨床的には主にDEXA法を用いた骨密度測定とその研究に精力的に取り組ま

れ、その成果は夏井先生の"Osteoporosis International"誌に掲載された、高用量ステロイドによる骨密度と除脂肪量の急速な減少に関する論文に結実している。また、基礎研究においては、滋野先生や口腔外科の別所和久先生（現京都大学歯科口腔外科教授）との共同研究を展開された。須田先生によるナトリウム利尿ペプチドの骨・軟骨代謝に関する研究や、教室の横断的プロジェクトとしておこなわれたプロスタグランジン研究に関して、その骨芽細胞における作用についての研究は、"Endocrinology"誌、"Biochemical Biophysical Research Communication"誌、"Calcified Tissue International"誌等、複数の学術雑誌に掲載され、教室の業績となった。

その後、小松先生とその後を引き継いだ八十田が主にナトリウム利尿ペプチドの骨軟骨作用の研究を継続させ、現在に至る。

　　　　　　　　　　　　　　（八十田明宏）

肥満・分子医学グループ

小川佳宏　昭和62年卒　九州大学大学院医学研究院 病態制御内科学分野（第三内科）教授
田中智洋　平成10年卒　名古屋市立大学大学院医学研究科 消化器・代謝内科学分野 准教授
日下部 徹　平成10年卒　国立病院機構 京都医療センター 臨床研究センター 内分泌代謝高血圧研究部 研究室長

設立と使命

　遺伝子クローニングや胚操作技術の進歩を踏まえ、分子レベルで疾患を理解し、診断し、克服することを目指す『分子医学（Molecular Medicine）』の重要性が高まりつつあった1995年、『分子医学』のまさに実践のためのチームとして小川佳宏助手をリーダーとして新たに設立されたのが、我らが肥満・分子医学グループです。

　臨床上の疑問を医学研究により解明し（From Bedside to Bench）、病態解明の成果を直ちに臨床応用に結び付ける（From Bench to Bedside）ことを目指す、新しい臨床医学研究の有り方は、「Translational Medicine（トランスレーショナルメディシン：展開医療）」と呼ばれ、現在では広く認知されています。肥満・分子医学グループは、設立当初よりトランスレーショナルメディシンを分子のレベルで推進することが期待されたいわば特命チームであり、中尾一和教授の下で教室が一丸となってトランスレーショナルメディシンに取り組む中、他のグループと協力しながら臨床展開に耐えうる明確性（Clarity）と信頼性（Fidelity）を併せ持った研究に邁進してきました。

　その活動は、トランスレーショナルメディシンという言葉が現在ほど一般的ではなかった1990年代に、内科臨床講座において分野横断的かつ先進的な分子医学研究を展開しようとした、先駆的挑戦でした。

対象領域

　他の研究室と一線を画する分子医学グループの特徴は、対象とする臨床・研究領域の分野横断性にあります。そのため、研究対象分子はホルモンであるナトリウム利尿ペプチドファミリー、レプチンおよびこれらに関連するシグナル伝達分子群、グルココルチコイド活性化酵素などで

あり、臨床領域としては、肥満症、糖尿病、高血圧、骨軟骨代謝異常など、広汎な疾患・病態を対象としました。

　これらの課題に、分子生物学・細胞生物学・発生工学など、その時々の最先端の基礎医学的研究手法を用いてアプローチし、その成果を臨床応用に繋げるべく研究を行いました。

ナトリウム利尿ペプチドの研究

　ナトリウム利尿ペプチド（ANP、BNP、CNP）は1984年に国立循環器病研究センターの寒川賢治博士らにより発見されたホルモンで、ANPは体液貯留の診断薬や急性心不全の治療薬として、またBNPは心不全の優れた診断薬として、現在では広く実地臨床に応用されています。

　分子医学グループでは、マウスBNP遺伝子のクローニング（Ogawa Y et al. J Clin Invest, 1994）を嚆矢とし、BNPノックアウトマウスにおける心室筋の線維化とその機序の解明（Tamura N et al. PNAS, 2000）、BNPトランスジェニックマウスにおける内軟骨性骨化の亢進（Suda M et al. PNAS, 1998）、さらにはCNPノックアウトマウスにおける内軟骨性骨化障害による低身長（Chusho H et al. PNAS, 2001）とその分子病態の解明（Miyazawa T et al. Endocrinology, 2002）を行いました。

　これらの成果は、心臓グループにおけるANP, BNPの臨床への展開、内分泌・骨代謝グループにおける、骨軟骨異形成症等の低身長症へのCNPの臨床応用に向けたトランスレーショナルメディシンの基盤の構築に大きく貢献したものと自負しています。

レプチン研究の展開

　レプチンは1994年に遺伝性肥満*ob/ob*マウスで変異が認められる遺伝子の産物として発見さ

第3章　研究室（研究班）の紹介　　*45*

れた脂肪細胞由来ホルモンであり、主に視床下部に作用して食欲抑制とエネルギー消費亢進により哺乳類個体を痩せさせます。

グループでは、レプチン発見の情報を得ると直ちに、グループを挙げてレプチンの研究を開始しました。世界に先駆けてラットやヒトのレプチン遺伝子のクローニングを行う（Ogawa Y et al. J Clin Invest, 1995, Masuzaki H et al. Diabetes, 1995）とともに、肥満高血圧自然発症Koletskyラットがレプチン受容体遺伝子異常であること（Takaya K et al. Nat Genet, 1996）、ヒト胎盤におけるレプチン産生の発見とヒト絨毛性疾患におけるレプチンの意義の解明（Masuzaki H et al. Nat Med, 1997）、視床下部破壊による肥満ラットでのレプチンの意義（Satoh N et al. Endocrinology, 1997）など数年以内に数多くの研究成果を挙げました。その後も、ヒト肥満者と同程度の高レプチン血症を呈するレプチン過剰発現トランスジェニックマウス（Ogawa Y et al. Diabetes, 2001）を用いて、レプチンの視床下部を介した性腺機能調節作用（Yura S et al. J Clin Invest, 2000）、血圧・交感神経活動への作用（Aizawa-Abe M et al. J Clin Invest, 2000）を解明し、さらには摂食促進ホルモン、グレリンの視床下部作用（Shintani M et al. Diabetes, 2001）など、肥満発症の分子基盤としてのホルモン機能の生理学、病態生理学の発展に貢献しました。

レプチンのトランスレーショナルメディシン

レプチンは発見当初は抗肥満薬としての開発が期待されました。しかし一般的に、肥満者は高レプチン血症であるにもかかわらずレプチン作用が減弱するレプチン抵抗性の病態を示すことから、肥満症患者に対するレプチンの臨床応用は現在もなお実現していません。

グループでは、脂肪組織が萎縮・減少し、その結果脂肪細胞由来のレプチンが不足して低レプチン血症を呈する「脂肪萎縮症」に着目しました。脂肪萎縮症は、脂肪組織の生理的機能や糖尿病・肥満症における意義を理解するために重要な示唆を与える稀少疾患です。

我々は、脂肪萎縮症モデルであるA-ZIP/F-1マウスとレプチン過剰発現トランスジェニックマウスの交配実験により、脂肪萎縮症で認められるインスリン抵抗性、糖尿病、脂質異常、脂肪肝などの代謝異常がレプチン補充により著明に改善することを明らかにしました（Ebihara K et al. Diabetes, 2001）。

この成果をもとに、2002年5月より臨床試験「レプチンによる脂肪萎縮性糖尿病の治療」を開始し、ヒト脂肪萎縮症に対するレプチンの有効性と安全性を確立しました（Ebihara K et al. N Engl J Med, 2004, Ebihara K et al. J Clin Endocrinol Metab, 2007）。またレプチン投与が脂肪萎縮症患者の脳活動に及ぼす影響をfMRIにより明らかにしました（Aotani D et al. J Clin Endocrinol Metab, 2012）。

一方、並行して動物モデルを用いた基礎研究を続け、レプチンによる骨格筋や肝臓でのAMPK活性化機構（Tanaka T et al. Diabetes 2005, Miyamoto L et al. J Biol Chem, 2012）、視床下部でのレプチン抵抗性発症メカニズム（Tanaka T et al. Cell Metab, 2007）の解明に取り組みました。医師主導治験、高度医療評価制度下での臨床試験を経て、先天性、後天性あるいは全身性、部分性の別なく全てのタイプの脂肪萎縮症に対するレプチン補償療法の長期の有効性・安全性を示し、2013年5月、わが国において、世界初の脂肪萎縮症の治療薬としてのレプチンの薬事承認を実現させました。これは真の意味でのトランスレーショナルメディシンの成功例と確信しています。

脂肪萎縮症以外にも、動物モデルを用いた検討により、インスリン分泌低下型糖尿病（Miyanaga F et al. Diabetologia, 2003）、非肥満2型糖尿病（Naito M et al. Diabetes, 2011）、肥満2型糖尿病（Masuzaki H, Diabetes, 1999, Kusakabe T, et al. Diabetologia, 2009, Sakai T et al.

Am J Physiol Endocrinol Metab, 2014)、脂肪肝（Yamamoto-Kataoka S et al. Horm Metab Res, 2015）に対するレプチン治療の有効性を示すことに成功しました。レプチンの適応拡大に向けた今後の研究の発展が期待されます。

肥満症・メタボリックシンドロームにおける脂肪組織内グルココルチコイド活性化の意義

　2003年からは、益崎裕章助手を中心に脂肪組織の生理機能と肥満における脂肪細胞機能障害の研究にも取り組みました。肥満症やメタボリックシンドロームの病態においては脂肪組織で11β-HSD1（11β hydroxysteroid dehydrogenase type 1）の活性亢進による細胞内グルココルチコイド活性化が起こり、代謝異常の病態形成に重要な役割を果たします。

　グループでは、新しい脂肪細胞11β-HSD1活性化機構の発見（Arai N, et al. Endocrinology, 2007）、細胞内グルココルチコイド活性化による前駆脂肪細胞での炎症惹起機構の発見（Ishii-Yonemoto T et al. Am J Physiol Endocrinol Metab 2010）などの基礎医学的研究を推進するとともに、ヒト尿臨床検体をGC/MSにより分析することで、個体レベルのグルココルチコイド活性化を評価しうる新規バイオマーカーの確立（Kobayashi N et al. Obes Res Clin Pract, 2009）に挑みました。さらにさまざまなBMIを示すヒト肥満症患者の脂肪組織生検サンプルを用いて、肥満度と脂肪組織アンジオテンシノーゲン発現の正相関を発見し、その機序や病態的意義を解明しました（Yasue S et al. Am J Hypertens, 2010, Okada S et al. Metabolism, 2010）。

これからの分子医学研究

　このように、肥満・分子医学グループでは、『分子医学研究』と『トランスレーショナルメディシン』を2大主軸として自らに課し、多くの医学的課題に20年前より取り組んできました。この間、わが国の疾病構造や、医学・医療を取り巻く社会環境は大きく変化しました。中でもとりわけ大きく変化したのは研究手法でしょう。

　かつて多くの労力を必要とした遺伝子配列の解読は次世代シーケンサーの登場により高速化し、遺伝因子の寄与が疑われる患者の全ゲノム塩基配列解読ないし全エクソーム解析は既に現実のものとなりました。タンパク質の立体構造解析も、アミノ酸配列やモチーフ解析から、結晶構造解析やNMR、クライオ電顕、さらには分子動力学計算による精密なものとなりました。CRISPR/Cas9に代表されるゲノム編集技術の進歩は、生物種を問わずに簡便なゲノム情報の人工的書換えを可能にしつつありますし、iPS細胞はヒト疾患細胞そのものを用いた病態研究や創薬研究を容易にするとともに細胞治療実現への夢を与えてくれています。一方、各種オミクス技術の進歩は、ヒトや病態モデル生物、シングルセルレベルの培養細胞、常在細菌叢など、ありとあらゆる生体試料のありとあらゆる網羅解析を可能としました。これにより、バイオインフォマティクスなど情報技術の医学応用の必要性が高まるとともに、従来の、仮説に基づく研究（Hypothesis-driven science）とは異なる、データに基づく研究（Data-driven science）の出現をもたらしました。

　これら最先端技術の進歩はもちろん、それ自身が極めて価値の高いものです。しかしこれをヒトのからだの仕組みや病気の成り立ちの解明に活用し、医学・医療の進歩に貢献しうるものにできるのかは、ひとえに優れた『分子医学』研究者の能力にかかっています。とりわけ、ヒトの臨床生理学や病態生理学に通暁しているべき、内科医や内科領域の研究者の役割は極めて大きいと言わざるを得ません。京都大学医学部内科学第二講座、肥満・分子医学グループの流れを汲む私たち同門生一同は、それぞれ一人一人が各々の持ち場において、新しい時代の新しい『分子医学』を自らの手で作り上げてゆく使命を帯びていることを深く心に誓い、現在もそしてこれからも、日々の研鑽に努めていこうとしています。

高血圧再生グループ

伊藤 裕　　昭和58年卒　慶應義塾大学医学部腎臓内分泌代謝内科 教授
曽根正勝　　平成8年卒　　京都大学大学院医学研究科 糖尿病・内分泌・栄養内科学 特定准教授

三宅教授、深瀬教授時代

第二内科高血圧グループの源流は、中野 裕らを中心としたカテコラミン研究グループと、河野 剛らを中心としたアンジオテンシン-アルドステロン研究グループであると伝えられている。

中野 裕、新保愼一郎、大森芳明らは、血中・尿中のカテコラミンの測定法の開発を行い褐色細胞腫の診断法の確立に貢献した。河野 剛、池田文武らは、アンジオテンシン-アルドステロン系の研究を行い、A-Ⅲ負荷試験などを用いて原発性アルドステロン症（PA）や、正常血圧PAのホルモン動態の研究を行った。また、本邦で2例目のバーター症候群患者の症例報告もされたと伝えられている。

井村教授時代

中野 裕らを中心としたカテコラミン研究と、河野 剛らを中心としたアンジオテンシン-アルドステロン研究は、当時神経内分泌研究を行っていた中尾一和らに引き継がれ、高血圧・神経内分泌グループが形成された。

中尾一和・隠岐尚吾・田中一成らは、ACTHやエンドルフィンなどのオピオイド研究と共に、世界に先駆けてナトリウム利尿ペプチド研究を精力的に行い、数々の業績を上げた。

中尾教授時代

1990年代〜　心血管ホルモンと再生医療

高血圧グループからは、その後、斎藤能彦らを中心とした心臓グループ、田中一成・菅原 照・向山政志らの腎臓グループ、細田公則・小川佳宏らの分子医学グループなどが分派した。高血圧グループ本体は吉政孝明・伊藤 裕・荒井宏司らが引き継ぎ、研究分野はナトリウム利尿ペプチドのみならず心血管ホルモン全体に広がった。

吉政孝明・荒井宏司・山下 潤らによりエンドセリンの研究が行われ、伊藤裕の下で全 泰和、斉藤隆俊、政次 健らにより、シェアーストレスや酸化ストレスが血管内皮からのCNP、アドレノメデュリン、エンドセリン等の分泌に及ぼす影響の解析が行われた。

さらに、動脈硬化についての研究も進み、井上真由美らは大阪市立大学の上田真喜子らとの共同研究にて動脈硬化進展におけるVEGFの意義を病理学的に検討するとともに、酸化LDLがPPARγを介してヒト血管内皮やマクロファージのVEGF発現を制御することも明らかにした。

また、澤田直樹らは成宮 周らとの共同研究によりRho-ROCK系が血管障害後の新生内膜形成と中膜肥厚に及ぼす影響の解析を行った。田中徳治・福永康智らにより、チアゾリジン誘導体がPPARγを介して血管内皮細胞増殖や心血管ホルモン分泌に影響を与えることも見出された。

また、脳梗塞における心血管ホルモンの意義についての研究も行われ、宮下和季らは神経内科の冨本秀和らとの共同研究でマウス脳虚血モデルにてアドレノメデュリンが血管新生を促し脳虚血領域を縮小させることも示した。

また、小山田尚史らは脳虚血時にミネラルコルチコイド受容体がグリア細胞に発現されVEGF・bFGFなどの分泌に寄与することも見出した。また、ナトリウム利尿ペプチドの血管保護再生作用についても研究され、心臓血管外科との共同研究にて土居健太郎・池田 義・大野暢久・植山浩二らによりCNPの遺伝子治療が血管障害後の血管内皮再形成を促進し、血管平滑筋の脱分化や血管内の血栓の形成を抑制することが見出された。

また、鞠 顯・山原研一らにより、マウスの下肢虚血モデルにおいてANP・BNPがGCAを介

して血管新生・血流増加に寄与することも見出
され、朴 貴典らによりヒトでの閉塞性動脈硬化
症の治療でも有効であることが示された。

2000年〜　ES / iPS 細胞研究

　西川伸一らとの共同研究によりES細胞を用い
た血管発生・分化の研究も開始され、2000年に
は世界に先駆け山下 潤らによりマウスES細胞を
用いて血管内皮細胞と血管壁細胞が共通の血管
前駆細胞から分化誘導され得ることが示された。

　また、万木貴美らはES細胞を用いてアドレノ
メデュリン-cAMP系が血管内皮の動脈分化に重
要であることも見出した。さらに、曽根正勝らは
サル・ヒトES細胞からの血管構成細胞の分化誘
導にも成功した。山原研一、小山田尚史らによ
りそれらES細胞由来の血管構成細胞は生体内で
血管新生に寄与することも示された。

　また、2000年代後半に入ると、本邦で開発さ
れたiPS細胞の提供を受け、田浦大輔らはヒト
iPS細胞からもヒトES細胞と同様の手法で血管
構成細胞が誘導されることを示した。その後ヒ
トiPS細胞血管誘導技術を改良して共同研究で
疾患iPS細胞を用いた血管障害疾患の病態解明
研究に提供し、もやもや病、川崎病、多発性嚢
胞腎における動脈瘤の合併などの病態の解明に
応用されている。また、ES / iPS細胞の分化技
術を用いて、園山拓洋らはステロイド産生細胞
分化にも成功した。

　また、糖尿病グループと共同でヒトES/iPS細
胞からの脂肪細胞分化、内分泌・骨代謝グループ
と共同で軟骨細胞分化にも成功した。

糖尿病グループ

葛谷英嗣	昭和41年卒	京都医療センター 名誉院長／康生会武田病院 顧問
津田謹輔	昭和48年卒	京都大学 名誉教授／帝塚山学院大学 学長
吉政康直	昭和52年卒	医療法人吉政会 よしまさ内科クリニック 理事長
細田公則	昭和60年卒	京都大学 名誉教授／国立循環器病研究センター生活習慣病 部門長
林 達也	昭和61年卒	京都大学大学院人間・環境学研究科 認知・行動科学講座 教授

発足時から1993年まで

私が第二内科に入局したのは1970年9月、大学紛争も終わり大学もようやく平常に戻ろうとしていた頃である。それから1993年3月まで20年あまり糖尿病グループに籍をおいた。もう遠い昔のことであるが、思い出す範囲内で糖尿病グループの歩みを書き記しておきたい。

1960年頃、西村敏夫先生を中心に糖尿病のグループがつくられ、血糖班とよばれていた。血糖班という呼び名の由来は、血糖の測定が今のように簡単でなく全て医師がやっていたことと関係があったらしい。意識障害のある糖尿病患者を目の前にしても、医師が時間をかけて血糖を測定し、やっと低血糖・高血糖の診断ができたという時代である。

グループがようやく研究グループとして歩み始めたのは、1964年に八幡三喜男先生が、その翌年には井村裕夫先生が米国留学から帰国されて、当時の三宅教授の依頼で、新たに糖尿病も担当されることになってからと聞いている。

しかし、大学紛争が始まる頃のことで、なかなか大変であったようである。そんな状況のなか、1969年には三宅教授が第12回日本糖尿病学会年次学術集会を主宰された。そこにプロインスリンの発見者であるシカゴ大学D.F. Steinerが招待されて講演を行った。

1970年になってようやく紛争も鎮まり、少しずつ前へ進み出した。旧内科研究棟の3階の西端に下垂体グループと共同の研究室（320研）ができた。その頃もまだ血糖班とよばれていたが、毎週木曜日の糖尿病外来の朝は外来へ行く前に、中病舎の1階奥の部屋で血糖班全員が外来患者から血糖用の採血を行った。

中病舎1階奥の空きベッドを利用してよく負荷テストを行った。ラジオイムノアッセイの技術が開発され、インスリンをはじめ血中のホルモン測定が花盛りの時代であった。糖尿病におけるインスリン分泌異常の本態は何か。その異常が何によって改善されるか。そんなことがトピックスのひとつであった。

その頃の思い出の一つはラジオイムノアッセイのための抗体つくりである。何か誰もやっていないホルモンのアッセイ系を確立し世界に情報発信したいとばかり、家兎やモルモットを相手に、抗体づくりの名人と慕った桜井英雄先生の熱心な薫陶をうけ頑張った。しかし抗体つくりはむつかしく、夢でおわってしまった。

1977年、井村裕夫先生が神戸から第二内科の教授として戻ってこられた。糖尿病研究グループの人も増え、それまでの小さなグループは大きな勢力に発展した。1979年、清野 裕先生が留学から戻り、第二内科の糖尿病研究グループも二つのグループに分かれて行った。

我々のグループでは膵単離ラ氏島を用いた研究、1型糖尿病のモデルのNODマウスの研究に加えて、インスリン作用、インスリン抵抗性を主なテーマとした。インスリン受容体、受容体以降のシグナル伝達、glucose transporterについての基礎的研究、インスリン抵抗性の測定のためglucose clamp法の開発を行った。

厚生省特定疾患「ホルモン受容機構異常調査研究班」では、加齢、Werner症候群、lipoatrophic diabetesに伴うインスリン作用障害、インスリン抵抗症Type A症例の受容体異常について研究を行った。インスリン受容体異常症の調査、Werner症候群の全国調査を行った。インスリン

抵抗症へのrecombinant IGF-1治療について検討した。　　　　　　　　　　　　（葛谷英嗣）

井村教授就任以降

　1978（昭53）年、私は井村先生が京大教授として着任された一期生の一人として、当時第二内科では血糖班とよばれていた糖尿病グループに入局しました。糖尿病外来も担当させていただいたのですが、今から考えると信じられないことに、当時中央検査室がととのっておらず、またHbA1cがない時代でしたから、患者さんの空腹時血糖値測定のための採血はすべて外来担当医師が1時間程かけて行いました。

　私を含む院生1年生3人は教授室で抄読会を行い井村教授から直接指導をいただき大変贅沢な教育をうけたものと思います。

　次々と大学院生や医員が増えてきたので、糖尿病グループは米国留学から帰国された清野 裕グループの旧第二内科研究棟320研と、そしてRIセンター助手を兼任しておられた葛谷英嗣グループとに分かれました。従来のインスリン、グルカゴン分泌研究に加えて、PPやGIPといった消化管ホルモン分泌に関する研究も始まりました。

　新しいホルモンがみつかるとラジオイムノアッセイ系を確立し、血中濃度を測るといった研究が続きました。グルカゴン測定は抗体特異性とともに膵グルカゴンや腸管グルカゴンについて議論が続いていました。

　また、GIP発見者であるJ.C. Brownを迎えた京都での懇談会や、武村先生がBrownを釣りに連れて行ったのが縁で彼の研究室に留学したエピソードが思い出されます。

　これらグルカゴンに関連するGLP1やGIPの研究が、後に糖尿病治療薬として花開くインクレチン研究のはしりだったのです。当時は膵灌流を中心にした分泌実験が中心でしたが、ヒトを対象にしたヒューマンスタディーも活発に行われた。また関連病院との交流も盛んで、日本人のインスリン分泌が欧米人より低いというデータ

も池田病院など関連病院との共同研究から得られました。

　大学院生が演題を出すよう義務付けられたのは、糖尿病学会、内分泌学会、消化管ホルモン研究会、膵ホルモン研究会、肥満研究会（のちの肥満学会）でした。特に糖尿病学会では、スライドプロジェクターを学会先まで持ち運び、学会前日にホテルで最終予演会を行うことを常としていました。今日のように学会のイーブニングセミナーなどない時代であり、学会2日目終了後にグループで食事会を行い、チームワークを高めていったことも忘れることができません。

　学内では病態栄養部の松倉 茂助教授、田港朝彦助手とも共同研究を行っていました。松倉先生が宮崎医科大学教授に栄転されたあと、清野先生が後任の助教授として病態栄養部を継承されました。

　津田は、総合人間学部助教授に転出。そのころから武田 純、山田祐一郎、稲垣暢也先生をはじめとする若手院生が分子遺伝学研究に着手しました。すでに遺伝子解析の手技をもっていた農学部院生が、自身1型糖尿病であった縁で糖尿病グループにその手法を指導してくれました。これも清野先生の人材活用の一端を示すものといえます。遺伝子グループも、病態栄養部に活動の場を移していくことになります。

　　　　　　　　　　　　　　　　　（津田謹輔）

中尾教授就任以後

　中尾教授就任後の糖尿病研究グループの研究について紹介する。糖尿病の成因としてのインスリンシグナル伝達障害の分子機構の解明、レプチンを嚆矢とするアディポサイトカインの発見と同定またエネルギー消費の新規分子の同定、ゲノム解読を基礎に糖尿病・肥満の分子遺伝学の進展、糖尿病治療の新たなターゲットである運動療法の分子基盤の解明、内臓脂肪型肥満、メタボリックシンドロームの基礎、臨床研究の進展など、国内外の糖尿病、肥満研究の展開を肌で

感じつつ、多くの教官により多彩なアプローチが行われた。教室内に、内科の幅広い領域に渉る多くのグループがあるので、多くのグループの協力を得ながら、研究が行われていた。担当者名と論文を網羅するのは困難なので、仕事の内容について概説する。

VLDL受容体遺伝子発現調節の研究が行われ、また、インスリンシグナル伝達や脂肪細胞分化とインスリン抵抗性の研究は、インスリンによる糖輸送担体活性化の分子機構の研究、更に、新規糖尿病薬チアゾリジン薬の登場を背景とした、チアゾリジンとの関連を含めた脂肪細胞分化とインスリン感受性の分子機構の研究、脂肪細胞や骨格筋細胞におけるチアゾリジンや脂肪酸による糖尿病輸送担体等への作用の研究へと発展している。糖尿病の分子遺伝学的研究の最初の試みとして候補遺伝子アプローチを用いて、ミトコンドリア遺伝子変異の同定IRS-2遺伝子変異との相関、肥満の病因遺伝子としてのβ3アドレナリン受容体遺伝子やレプチン受容体遺伝子の研究が行われた。

肥満研究の分子レベルの解明が世界的に進む中で、肥満・分子医学班の協力を頂きながら、ヒトレプチンに対する測定系を、世界で最初のグループの一つとして確立した。骨格筋に高濃度に発現し、エネルギー消費調節に関わる新規分子としての脱共役蛋白3（UCP3）cDNAの同定と、核内受容体PPARによる発現調節の研究、更に骨格筋特異的UCP3過剰発現トランスジェニックマウスを用いたUCP3の機能の研究が行われた。

グレリンの糖代謝に及ぼす影響の研究、中鎖・長鎖脂肪酸をリガンドとするG蛋白共役型受容体40（GPR40）の肥満や糖尿病における遺伝子発現調節の研究や、G蛋白共役型-脂質受容体GPR119の臨床的意義の研究も行われた。膵β細胞の発生の分子機構の解明を目指した研究として、GATA転写因子のES細胞分化における意義の研究、膵特異的RBP-Jノックアウトマウス

を作製解析して、Notchシグナルの伝達分子のRBP-Jの膵発生における意義を解明した。脂肪細胞分化および糖代謝におけるROCK-IIの意義の研究も行われた。

ヒトiPS細胞の登場を受けて、同じ教室の高血圧・再生医学班、及び肥満・分子医学班の協力を頂きながら、ヒトES/iPS細胞からの脂肪細胞分化を世界に先駆けて報告し、さらにヒトES/iPS細胞からの細胞治療の動物での研究、先天性全身性脂肪萎縮性患者からの疾患特異的iPS細胞樹立と解析、ミトコンドリアA3243変異患者からの樹立した疾患特異的iPS細胞の機能解析が行われた。

メタボリック症候群の概念の確立と共に、腹腔内脂肪の臨床的意義が注目される背景の下に、オムロン ヘルスケアとの共同研究により、Dual Bioelectrical Impedance法を用いた新規腹腔内脂肪測定装置（DUAL SCAN）を開発し、治験を行い、薬事承認も得た。肥満減量入院で、腹腔内脂肪の減少が体重の減少より早期に生じることを明らかにした。

体内最大の糖・脂質・エネルギー代謝器官である骨格筋に着目した研究を行い、運動や抗糖尿病薬、レプチンなどが骨格筋AMPキナーゼの活性化を介して代謝を調節する機構を解析した。さらに、人間・環境学研究科との共同研究として、体表電極を用いた骨格筋電気刺激が糖代謝を亢進させる可能性をヒトにおいて検討した。

一方、糖尿病患者や肥満症患者を対象とした運動教室を開催し、その中で得られた座位運動プログラムを「すわろビクス」「鍛えマッスル」として出版するとともに、Joslin Diabetes Centerの運動療法ビデオ「Keep Moving! Keep Healthy With Diabetes」の制作にも協力した。

糖尿病グループのみならず、教室内の多くのグループ、及び関連病院の多くの先生方の協力により、ADA臨床ガイドシリーズの翻訳として『糖尿病診療のための臨床心理ガイド』、『最新糖尿病の運動療法ガイド』が出版された。

BNP及びグレリンの発見者で教室の最も重要な共同研究者の一人である寒川賢治国立循環器病研究センター研究所長を代表とする文科省新学術領域「食欲と脂肪蓄積の制御と破綻の分子基盤の解明」（平成22-26年度）において、当時の内分泌代謝内科教室内の肥満・分子医学班など多くの研究グループのご協力を受けながら、全国52の研究グループをとりまとめる事務局として企画と運営を担当し、日本全体の生活習慣病領域の研究の推進に関与した。

（吉政康直、細田公則、林 達也）

神経グループ

西谷 裕	昭和29年卒	国立宇多野病院 名誉院長／京都武田病院 顧問
久野貞子	昭和43年卒	元国立精神・神経センター武蔵病院副院長／京都木津川病院 パーキンソン病・神経難病センター長／京都大学臨床教授
小西哲郎	昭和47年卒	国立宇多野病院 名誉院長／京都警察病院 脳神経内科 顧問

Crow－深瀬症候群の発見

第二内科学講座に神経内科グループがあったの？　と思われる方も少なくないはずだ。その歴史を西谷、久野（西谷に一任）、小西の3人が引き受けることになったが、記述の不揃いがあることをお許し戴きたい。

実はこの小さなグループの発見が国際的にも広く認められるようになり、第二内科の教授の名前を冠したユニークな、しかも内科各領域に跨がる疾患単位が詳細に発表された事を誇りに思っている。第1例目は車椅子状態の36歳の農家の主婦で、進行性多発神経障害、全身の色素沈着、肝臓腫大、四肢の浮腫、剛毛、血清M蛋白陽性を示し、腹腔内に鶏卵大のIgG型M蛋白産生骨髄腫が証明され、その摘出により諸症状が著明に改善して、独歩可能に回復した（後に剖検）。この第1例目が1968年に京大第二内科のClinical Conferenceで第二内科の各科専門家達の白熱した討議を含めて日本臨牀に掲載された。

同様の症例が全国各地で発表されだし、欧米でも報告が出だした。その後の詳細は日内誌91巻「日本内科学会創立100周年記念特集」、内科──100年の歩み（神経篇）第2部の「日本人の貢献9編」に選ばれた「Crow－深瀬（POEMS）症候群」をご覧戴きたい。

このような新しい全身性の多彩な症状を呈する症例こそ内科学の必要性を証明するものであろうと考える。

10年おくれのスタート（昭和33年-42年）

昭和20年代に京大の神経内科グループと言えば前川孫二郎教授の教室であった。そこには助教授、講師以下私の同級生を含めて10人近い優秀な先生方がひしめいていた。少し理論先行の、前川先生独特の病態を裏付けるべく沢山の学位論文が産生された。私はそれにはついて行けないと直覚したので、大学院へ入る際、当時着任されたばかりの三宅 儀教授のもとで「神経」をやりたいとお願いしてみた。

三宅 儀先生には、「一人ぐらい神経をやるヒトがあってもよいでしょう」とあっさり受け入れて戴いた。テーマは当時「脳波で視床下部の異常が判る」と主張する鳥取大学の教授の説を検証することであった。多数の内分泌関連の患者が集まっていたのを片端から検査してみたが、「甲状腺やアジソン病など大脳皮質の代謝異常の結果を反映するに過ぎないこと」を証明して学位を頂戴した。その頃、山敷祐亮君が神経をやりたいと第二講座へ入ってきた。彼は緻密な温厚篤実な人柄で、「脳波の光刺激と脳損傷の関係」をテーマにしてもらった。

当時の日本には、九大脳研くらいしか本格的な臨床神経学のカリキュラムがなかったので、私は学位を貰うや、後事を山敷君に託して、兎も角アメリカの実証的な神経学を身に付けるべくミシガン大学に2年間留学した。

毎日、20-40例ぐらいの全科から集まる脳波をブラインドで読み、リポートを送ることだけが仕事であったので、その余暇にコンピューター加算光誘発電位装置を用いて、治療前後の粘液水腫50例ほどのデーターを比較検討して"EEG Journal"に投稿し、神経学のDeJong教授の診察法、Crosby女史の神経解剖、脳病理セミナーなどを一通り身に付けて帰ってきた。

第二内科神経班の歩みと大学紛争（昭和42年-49年）

米国から帰って最初にやったことは、新任の深瀬政市教授にお願いして第二内科にも神経内

科外来を創ることであった。私は「神経疾患は患者の訴えを綿密に聴き、症状を見落とさなければ誤診することはない。判らない症例はフォローし、次の症例がくるまで覚えておくことだ」と確信していたので、毎週の月曜日の神経内科外来で「本物」を若い人達と一緒に診る事から始めた（あらたに神経班に加わった久野、鈴木、吉川、井口などが交代で一緒に診察した）。これは、私が大阪北野病院に転出した後は久野、立岡、大井、石川と引き継がれた。

そこからはCrow−深瀬症候群（深瀬、第二内科カンファレンス）、組織球性髄質性細網症（鈴木）、ポルフィリン症（吉川）、ウィルソン病の2家系（小西、吉田）、サルコイドーシスによる局所性末梢神経障害（整形の上羽、西谷）、全身こむらがえり病（西谷他）、天疱瘡を合併したMG（久野、西谷 "Neurology" 誌）、トリクロールエチレン中毒（佐川、西谷、池田正之）、などが発見され学会発表や論文として発表した。

月曜日の神経外来ではさばき切れず、内科中病棟一階の薄暗い旧レントゲン室前の廊下は水曜（重症筋無力症、ミオパチー外来−西谷、久野）金曜（パーキンソン病、不随意運動症外来−久野、西谷）は患者で溢れていた。折しも重症筋無力症（以下MG）のACTH大量療法（西谷、井村）、パーキンソン病のL−ドーパ療法（久野、西谷、中尾）、アマンタジン療法（西谷、久野、森宗、吉川）、皮膚筋炎・多発筋炎の多数例のステロイド療法時のCPK変動（西谷、須賀、久野）など、神経の領域に免疫療法や神経伝達物質療法などの画期的な治療法が発見されだした時期にあたり、その劇的な効果はいまや神経疾患も普通の内科学の治療法と変わらなくなってきたことを示していた。我々は内科学の原則に従ったお陰で新薬導入時のタイトレーションが上手くて、他の神経学だけをやっていたグループからはその著効を不思議がられたこともあった。

「鳥籠」のような外見の筋電図室では、森宗 勧君がMG患者の誘発筋電図とストレンゲージに

よる同時解析で学位をとった。彼はその後、国療宇多野病院に赴任し、厚生本省の大谷藤郎審議官に気に入られて難病対策室長輔佐になり、後に我々の「神経班」の多くが落ち着く先となった国療宇多野病院の発展にも尽力してくれたが、C型肝炎からの肝癌で亡くなった。ユニークな性格と政治感覚に優れた惜しい人材であった。

吉川信嘉君は、独自に日本光電と共同開発した日本で最初のsingle fiber EMG針でMGのjitter現象を確認し、筋ジスにおける筋繊維伝導速度を計測することに成功した（学位論文）。この仕事は粘り強い小西哲郎君が引き継いで、MGの多数例についてjitter現象は後に述べる抗AchR抗体価よりも臨床像を良く反映することを証明して "Neurology" にアクセプトされ学位論文とした。

久野貞子さんは早石教室で生化学の手ほどきを受け、北野病院の木島先生の下で臨床の勉強をして、紛争後に我々のグループに加わった。彼女は免疫班の櫻美武彦先生のところでT、B細胞の遠心分離法を習って、Cell electrophoresisを用いて筋ジスやMGのT、B細胞表面の荷電の病態分析を行って学位論文とした。ここでは精しくは触れないが、彼女は後に小西哲郎君と共に国療宇多野の発展の基礎を作り、パーキンソン病とMTPTモンキーの行動生化学を比較研究したりして、東大の金澤一郎総長の目に留まって国立精神・神経センター武蔵病院副院長にまでなった。

鈴木將夫君は開発された球状の体積計算ソフトを用いて、筋ジスマウスの自律神経説について、交感神経節細胞とコントロールマウスのそれの形態学的な比較検討を行った（学位論文）。

数人の若い諸君と共に、紛争の前後の困難な時期によくこれだけの仕事をやり遂げたものだと時々不思議に思うことがある。古い神経外来台帳（全6冊──折角作ったカードは全共闘の占拠で散逸し、一部をマイクロフィルム保存したカルテの記載が後に小牟禮 修君らの宇多野病院でのDRPLAの発見に役立った）を繰ってみると、発

足当時新患数は年200例足らずだったのが昭和49年には391例に増えている。

大学紛争の最中には、整形、小児科、病理の仲間と共に、講座の枠を超えて「京大ミオパチー研究会」を立ち上げ、京都府下の各保健所をキャラバンして筋ジストロフィー患者50名とその家族の実態調査（病歴問診、神経学的検査による診断、血清CK採血）、さらに大学病院への2泊精密検査スケジュールで、筋電図、筋生検、全身筋肉量の測定までやった。このデータのお陰で、論文が3編生まれ、国療宇多野病院の筋萎縮病棟40床はあっという間に満床になった。

われわれは日本人のパーキンソン病有病率の疫学研究や神経難病の保健所指導、患者会の組織化など、一見、非学問的な泥臭い仕事も厭わなかった。我々はこうした一周おくれのランナーだったが、目の前に居る患者さんのケアと診断・治療を懸命に模索しているうちに、時代の要請に押されて何時の間にか世界の尖端の問題と取り組んでいたことになる。

私は大学紛争終了後も医局講座制からはみ出す行為もママあった。深瀬教授からは、お酒を飲んだりすると「お前のやっていることは俺の許容範囲ギリギリだぞ」とお叱りを受けたが、それでも病棟副主任を任されたりしていたから、何処かでウマが合っていたのだろう。

北野病院時代（昭和50年－昭和53年）

紙数の都合で詳細は述べられないが、北野病院は木島滋二先生のイニシアティヴで始められた「北野方式」の研修制度、日本で2番目に導入された全身型CT、脳外科と合同のBrain cutting、連日夜の9時頃まで開かれていた各種のカンファレンス（今井輝国、小川道子両副部長に負うところ大であった）などで、毎日が専門医の試験のようなものであり、当時開始された神経内科専門医試験にも多くの人がパスしてくれた。大阪における北野病院の信用、評判は高く、例えばMGが3年間に50例も集まるほどであった。

しかし北野のような急性期病院での神経難病の患者さんの長期療養は困難で、私は何処かでじっくりと腰を下ろして仕事をする時がきたのを感じていた。

私はこの時期にレジデントとしてきた中尾一和先生と相談して、MG血清中のAChR結合阻害因子を探るためのneurotoxinを研究している基礎研究者を捜してもらった。彼は京大薬学の林 恭三助教授を知り、当時林研究室の大学院生だった太田光熙先生（彼と潔江夫人はその後長きに亘って宇多野病院の臨床研究部を支えてくれた）と共同してMGの母親と新生児の胎盤血の変動を検討し、AchR抗体の多様性を指摘した（"NEJ"誌）。また胸腺摘出術、血漿交換時やクリーゼ時の変動なども明らかになった（太田、森、大井、井本）。

これら一連の研究は日本では最初の研究となり、神経学会の偉い先生方もMGが抗体依存性の自己免疫疾患であることを認めるようになった。この頃から免疫の基礎学者が神経疾患に興味を持つようになり、宇多野病院にも斎田孝彦・恭子夫妻が参加してくれ、日本でHAMの発見が鹿児島大学（井形昭弘教授、納 光弘助教授）から発信されたことなどが重なり、厚生省の「神経免疫研究班」から基礎と臨床が協働してユニークな「日本神経免疫学会」が発足し、宇多野は初期の同事務局を運営した。

以後の国立療養所宇多野病院の「難病センター」の展開については、別の小冊子『難病治療と巡礼の旅』（誠信書房）に詳細を述べたので、後は小西哲郎先生にバトンを渡したい。

（西谷 裕、久野貞子）

国立病院機構宇多野病院の変遷

私は、昭和52年4月に国立療養所（旧国療）宇多野病院に神経内科医師として勤務を開始して、平成25年3月末に退官するまでの36年間、宇多野病院に勤務しました。結核療養所から関西脳神経筋センターへの変遷を実感しました。

当時の宇多野病院では、第三内科出身の故城鐵男名誉院長と第二内科出身の故森吉 猛名誉院長が、減少する結核医療患者を補う医療として神経筋疾患を中心とする医療への転換を決められ、昭和45年には、小児神経科の導入による80床の筋ジス病棟を開設されていました。

昭和49年に、京大第二内科の神経グループの故森宗 勲先生が宇多野病院で最初の神経内科医師として勤務を開始されました。しかし、昭和51年には厚生省疾病対策課課長補佐に出向され、後任として神経グループから久野（旧姓野口）貞子医長が赴任しました。私が赴任した昭和52年に神経内科病棟が開設されました。当時の関西地区では宇多野病院が神経内科専門病棟を備えて神経内科診療を標榜する初めての施設であったと記憶します。

もともと城 鐵男・森宗 勲・久野貞子・西谷 裕の各先生方の間でそれまで数年間にわたり練られた「難病センター」構想を実現するために、昭和53年に西谷 裕名誉院長が大阪の北野病院から宇多野病院副院長に就任され、神経内科スタッフの増員や一般医療の拡充が精力的におこなわれました。「難病センター」構想の骨子は、すでに東京でスタートした「武蔵神経センター（現・国立精神神経研究医療センター）」とは異なり、宇多野病院では基礎から臨床までの開かれた難病疾患の集学的な連携を担った、地域に根ざした「難病臨床研究センター」の構想でした。

当時、城 鐵男院長が厚生省医務局に膨大な資料を準備して「難病センター」構想を上申し、実際に宇多野病院が難病の研究ができる施設になりました。臨床のフィールドをつくるにあたっては、厚生省はこの構想のかなりの部分で、カネ・ヒトの両面から後押しをしてくれました。その結果、昭和55年には、40床の神経内科病棟（開設当初はスモン病棟として運営）と、その2階に国療としては初めての臨床研究棟が設置され、「難病センター」構想を実現する形ができあがりました。

その結果、それまでの結核専門医療施設から、神経・筋・免疫医療を中心に国内外の学会や専門誌に寄稿できる、臨床研究機関（関西脳神経筋センター）へと大きく飛躍しました。当時は、2年に1病棟分の結核入院患者が減少しており、神経内科入院患者数の増加とともに、既存の小児神経科に加えて、リウマチ内科、整形外科、発作科、脳神経外科、泌尿器科が順次導入され、病院規模の維持に対応してきました。

平成10年には、最後の結核病棟が閉鎖され、京都府の結核医療は国療南京都病院が担うことになりました。平成16年には国立療養所宇多野病院から国立病院機構宇多野病院に改称され、医師数も私が勤務した当時の十数名からレジデントを加えると30名前後に増え、単科の集まりですが、一般病院としての機能も発揮できるまでに発展しました。

私が院長を務めた平成19年から平成25年までの6年間は、病院経営状況の良い時代で、計280床の二つの病棟を建て替えることができ、全体では380床の病院になりました。

国民病と言われた結核に対する医療の進歩と充実により、入院治療を必要とする結核患者が激減した時代の国療の政策医療の転換期に、日本の国療のモデルとして脳神経筋疾患を対象とする専門医療施設に発展してきた宇多野病院が、関西脳神経筋センターとして今後も更に発展し続けることを後輩に託しながら、外から応援しているこの頃です。

第二内科の神経内科グループ以外の諸先生方では、肝臓専門医として中川 潤先生が国療宇多野病院時代に勤務されました。以後、リウマチ免疫医療を中心として杉之下俊彦先生が宇多野病院に長く在籍され、免疫医療の流れは現職のリウマチ科の柳田英寿先生に引き継がれています。

（小西哲郎）

腎臓グループ

田中一成　昭和50年卒　地方独立行政法人静岡県立病院機構 理事長
向山政志　昭和58年卒　熊本大学大学院生命科学研究部 腎臓内科学分野 教授
横井秀基　平成7年卒　京都大学大学院医学研究科 腎臓内科 講師

　1993年、中尾一和教授のご指導のもと、田中一成（現・地方独立行政法人静岡県立病院機構理事長）ならびに菅原 照（現・大阪赤十字病院腎臓内科主任部長）が中心となって京都大学第二内科腎臓グループが発足した。菅 真一（現・中野医院）が加わり、Na利尿ペプチド系の腎臓での作用ならびに腎疾患での意義解明に取り組んだ。医員・大学院生に中川眞代（現・枚方公済病院）、小谷仁人（現・朝比奈診療所）、後藤昌久（現・後藤眼科クリニック）を迎え、プロスタノイドならびにアンジオテンシンIIによる腎機能調節の研究を開始した。

　臨床活動として、一次性の腎疾患をはじめ、高血圧や糖尿病、さらには膠原病に伴う腎臓病の診療を開始し、第二内科最初の腎生検は1993年8月にループス腎炎の患者に対して行っている。これら臨床活動の起ち上げに関しては、大阪府済生会中津病院 腎臓内科部長の桑原 隆先生（現・大阪府済生会茨木病院 介護老人保健施設ライフポート茨木センター長）から多大なご指導を賜った。

　1994年、向山政志（現・熊本大学大学院生命科学研究部 腎臓内科学教授）が留学先のスタンフォード大学より帰学し、アンジオテンシンII／AT2受容体に関する研究活動を開始した。同じく1994年に石橋里江子（現・大阪厚生年金病院）が大学院に入学し、プロスタノイドのメサンギウム細胞への作用解明に取り組んだ。

　1995年には、笠原正登（現・奈良県立医科大学 臨床研究センター長）が入学し、Na利尿ペプチドの腎微小循環への作用を研究した。1996年に八幡兼成（現・京都医療センター）が入学し、遺伝性尿細管疾患であるGitelman症候群の遺伝子解析ののち、長寿遺伝子Klotho研究に従事することとなった。

　1997年に菅波孝祥（現・名古屋大学環境医学研究所 分子代謝医学分野教授）、槇野久士（現・国立循環器病研究センター病院）が入学した。菅波はNa利尿ペプチド（BNP）の増殖性糸球体腎炎における役割、ならびに糖尿病性腎症の新しいモデルである脂肪萎縮症マウスの腎病変とレプチンの治療的意義を解析し、槇野はプロスタノイド受容体EP1、およびBNPの糖尿病性腎症における役割を解明した。

　1998年に永江徹也（現・高島市民病院）、藤永有理子（現・ホリイ内科クリニック）が入学し、永江はアドレノメデュリン/RAMP2受容体系の腎線維化における役割を解明した。藤永は、結合組織成長因子（CTGF）のメサンギウム細胞における機能解析を行った。1998年、分子医学グループ（620号室）より森 潔（静岡県立総合病院腎臓研究部長、静岡県立大学薬学部薬学科 分子臨床薬理学分野 特任教授）が合流し、シグナルシークエンストラップ法を用いた腎臓における新たな因子の探索とともに、八幡のKlotho研究を指導した。

　1999年、田中一成が新香里病院副院長に就任し、菅原 照が大阪府済生会中津病院から大学へ帰学しグループリーダーとして活躍した。吉本明弘（現・神戸市立医療センター中央市民病院腎臓内科部長）、澤井一智（現・第三診療所）、吉岡徹朗（現・京都駅前武田透析クリニック）、横井秀基（現・京都大学腎臓内科）が入学した。吉本は腎疾患におけるグレリンの意義を解析し、澤井は糸球体上皮細胞（ポドサイト）傷害時の再生を担う因子としてCyr61（CCN1）を同定した。吉岡は腎線維化におけるアドレノメデュリンとCNPの役割について取り組み、横井は腎線維化の際にTGF-βの作用を媒介する因子としてのCTGF（CCN2）の意義解明、および糖尿病性腎症でのポドサイト傷害と蛋白尿におけるCTGFの役割

について解析した。

2000年、越川真男が入学し、ネフローゼ症候群におけるポドサイトのp38MAPキナーゼの役割を明らかにした。

2002年に菅原が国立京都病院（現・国立病院機構京都医療センター）腎臓内科医長に就任し、以降は向山がグループリーダーを務めた。

2003年に斎藤陽子（現・洛和会東寺南病院）が入学し、レプチンの腎臓への作用解明に取り組んだ。

2004年に小川喜久（現・高津病院）が入学し、Na利尿ペプチド受容体（GC-A）欠損マウスを用いて、アルドステロンの糸球体傷害機序を解明した。また同年より腹膜透析診療を開始した。

2005年に桒原孝成（現・熊本大学腎臓内科）が入学し、コロンビア大学より帰学した特任講師森 潔の指導を受け、急性腎障害の際のバイオマーカーとして注目を集め始めたNGALの腎疾患における意義を解明した。桒原は後に、糖尿病と高脂血症合併による腎障害における自然炎症の意義と、それに関わる因子としてのMRP8/TLR4系の仕事に従事した。

2006年には笠原が神戸市立中央市民病院より大学に特任講師として着任し、以後、腹膜透析の仕事を中心に活躍した。

2007年、今牧博貴（現・枚方公済病院腎臓内科）が入学し、透析患者におけるNGALの意義を検討し、血中NGAL低値が栄養不良と相関することを明らかにした。2008年に川西智子が入学し、CKD患者におけるNGAL濃度を解析し、腎予後予測因子としての意義を検討した。2009年に古賀健一（現・大阪赤十字病院）と石井 輝（現・京都大学腎臓内科）が入学した。古賀はCTGFをターゲットとするmicroRNA（miR-26a）の糖尿病性腎症における意義を解明し、石井はNGALのエネルギー代謝における役割の研究に従事した。

2010年に加藤有希子（現・京都大学腎臓内科）と森 慶太（現・京都大学TMKプロジェクト特定助教）が入学し、加藤はポドサイト特異的GC-A

欠損マウスの解析から、アルドステロンによるポドサイト傷害にp38MAPキナーゼ活性化が関与することを示し、森は近位尿細管特異的メガリン欠損マウスを作製し、糖尿病性腎症等での蛋白尿発症に尿細管再吸収不全が関与することを示した。

2011年に戸田尚宏（現・関西電力病院腎臓内科）と大野祥子（現・京都大学腎臓内科）が入学し、戸田は薬剤誘導性CTGF欠損マウスを用いて増殖性糸球体腎炎におけるCTGFの役割を明らかにし、大野はN型カルシウムチャネル欠損マウスを用いて糖尿病性腎症における意義を明らかにした。

2013年10月に、内分泌代謝内科腎臓グループは、正式に京都大学腎臓内科に合流した。第二内科・内分泌代謝内科で行った腎生検は542例、腹膜透析導入患者は64名であった。2014年4月に向山政志が熊本大学大学院生命科学研究部 腎臓内科学教授に就任し、2015年7月に笠原正登が奈良県立医科大学附属病院 臨床研究センター長に就任した。現在は腎臓内科の1グループとして横井がグループリーダーを務め、液性因子に着目した腎臓病の病態解明と創薬への応用に取り組んでいる。

これまで、研究活動、臨床活動とも多くのグループ・先生方に支えていただき、これだけの仕事を行うことができました。心より厚く御礼申し上げます。

免疫グループ

菅井 進　　昭和38年卒　金沢医科大学 名誉教授
熊谷俊一　　昭和46年卒　神戸大学 名誉教授／社会医療法人神鋼記念会 総合医学研究センター センター長
尾崎承一　　昭和51年卒　聖マリアンナ医科大学リウマチ・膠原病・アレルギー内科 教授
岩井一宏　　昭和60年卒　京都大学大学院医学研究科 細胞機能制御学 教授

　免疫グループの研究は三宅教授時代の深瀬政市助教授に遡る。紺田と滝口先生は虫垂切除の抗体産生への影響、井本と渡辺先生は免疫寛容と細胞性免疫機構などの研究を行い、バーネットのclonal selection theoryの発表とともに免疫学への関心が高まりつつあった。川口、島、加地先生らは、リンパ球による抗体産生の研究を行っていた。

　1965年、深瀬先生が第二内科教授に就任され、菅井、杉之下先生はウイルス研の右田助教授のもとで1年間研修後、血清蛋白とM成分（菅井）や腫瘍免疫と癌特異抗原（杉之下）の研究を始めた。恒松徳五郎先生が研究室主任に着任し、リンパ球幼若化（佐本）や抗体産生機序（若山）などが行なわれた。その後、大学紛争とともに研究室は封鎖され、それぞれの研究は中断することとなった。

　大学紛争後の第二内科（深瀬教授）の免疫グループは恒松先生（102研）と櫻美先生（地下研）が主宰された。深瀬教授は厚生省難病研究事業を創設され、自己免疫疾患の調査研究と病態解明が主たる研究テーマであった。1977年から井村教授が着任され、また1980年には恒松先生は島根医大教授に転出され、永山先生がグループを引き継がれた。

　1982年熊谷が第二内科助手に着任し、藤田宗と杉之下俊彦両先生の指導のもと、尾崎、波内、佐野らと免疫グループを引き継いだ。井村教授は免疫学についてもご造詣が深く、臨床とともに研究の重要さをご教授頂いた。

　この時代の京都大学には、濱島義博、花岡正男、畑中正一、桂 義元、本庶 佑、淀井淳司、西川伸一、湊 長博など世界に冠たる免疫学者がおられ、免疫グループは「免疫寛容の破綻と自己免疫疾患」をテーマに、基礎医学教室との共同研究を推進した。

　一方で、伝統あるリウマチ・膠原病の診療を通じて、臨床の楽しさと問題点を実感し、その中から臨床の視点からの研究が数多く創出された。

　研究室では自己反応性リンパ球、特に自己抗体産生B細胞レパートアと自己反応性T細胞の病原性、自己抗原によるトレランス機構の解明、サイトカイン研究などが行なわれた。

　1990年尾崎助手着任後は、CD4陽性T細胞によるFasL／Fasを介した細胞傷害機序の発見、抗好中球細胞質抗体の新たな自己抗原としてHMGB1（high mobility group box 1）の同定、RA患者滑膜由来cDNAライブラリーを用いた新たなRA自己抗原の同定、マウスから樹立したラット血管平滑筋特異的CD4陽性T細胞株の移入による肺血管炎モデルマウスの樹立など、新しい分野への展開が行なわれた。

　これらの結果、鍔田、杉田、岩井という3人の基礎系教授と熊谷、尾崎、佐野、梅原と4人の臨床系教授が第二内科から誕生した。もちろん、これ以外に免疫グループの研究を盛り上げ、今も臨床や基礎で活躍している数多くの方々がおられることは言うまでもない。

　2000年には京都大学医学部に臨床免疫学講座が新設され、綿々と受け継がれてきた第二内科臨床免疫グループは、尾崎を筆頭に移籍し、発展的に解消した。しかし、新講座では三森教授のもと、第二内科臨床免疫グループは大村を筆頭に臨床・研究を展開している。全国的にも、金沢医大の菅井（シェーグレン症候群）、聖マリアンナ医大の尾崎（血管炎）、兵庫医大の佐野（RA）、金沢医大の梅原（IgG4関連疾患）などが各々の専門分野からの発信を続けている。今後

三宅 儀教授（1957-1966）　　　　　学内外輩出教授

　深瀬
　抗体産生機構（紺田、滝口）　　　　紺田（金沢医大）
　免疫寛容と細胞性免疫（井本、渡辺）
　リンパ球と抗体産生（加地、川口、島）

深瀬政市教授（1966-1975）

　右田（ウイルス研）
　血清蛋白とM成分（菅井）
　腫瘍免疫と癌特異的抗原（杉之下）

　恒松　　　　　　　　　　　　　　　恒松（島根医大）
　自己免疫性溶血性貧血　　　　　　　菅井（金沢医大）
　全身性自己免疫性疾患の病態　　　　坂根（聖マリ医大）

　櫻美
　抗体依存性細胞障害機構
　自己免疫性甲状腺疾患

井村裕夫教授（1977-1991）

　長岡
　自己免疫性甲状腺疾患　　　　　　　熊谷（神戸大）
　　　　　　　　　　　　　　　　　　尾崎（聖マリ医大）
　熊谷　　　　　　　　　　　　　　　佐野（兵庫医大）
　自己反応性リンパ球　　　　　　　　鍔田（東京医科歯科大）
　免疫寛容とその破綻　　　　　　　　梅原（金沢医大）
　　　　　　　　　　　　　　　　　　杉田（京大）
　尾崎　　　　　　　　　　　　　　　岩井（京大）
　自己免疫モデルマウス
　抗好中球細胞質抗体

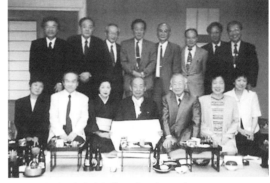

写真1 恒松徳五郎先生叙勲のお祝い（2004.5）

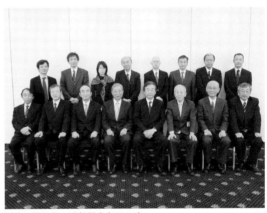

写真2 熊谷俊一退任記念（2010.3）

は、それらが有機的に統合される形で、これまで京都大学第二内科臨床免疫グループが追究してきた「自己免疫疾患の病因解明と根治的治療法の開発」に結びついていくことが期待される。

　また免疫学は分子生物学に非常に良くマッチしたこともあり、分子生物学が医学の分野に導入された20世紀の最後の四半世紀に、日本においてもサイトカインハンティングなどを中心に大きく発展した。しかし、京都大学が生んだ免疫学の泰斗で、2018年のノーベル生理学・医学賞の受賞者である本庶 佑名誉教授が指摘されるように、20世紀の第一四半世紀に急速に発展した免疫学は人類の福祉に大きく貢献したのに対し、最後の25年の免疫学の発展は基礎的な理解の爆発的な増加であり、ベッドサイドにはまだ到達していなかった。しかし21世紀になってからその成果が花開きつつある。

　抗体医薬の発展等もあいまって、リウマチをはじめとした自己免疫疾患のみならず、免疫チェックポイント阻害療法をはじめとした新たながん免疫療法は、がん治療のあり方を変えるほどの勢いである。しかし、第二内科の免疫グループが主たる研究テーマとした全身性自己免疫疾患の病因解明は未だ不十分な状況であり、ステロイド以外の根本治療法の開発が望まれている。20世紀後半に理解が進んだ免疫学やヒト疾患へのアプローチを可能にしたオミックス解析の画期的な進歩等を駆使して、第二内科免疫グループで薫陶を受けた研究者たちの手で全身性自己免疫疾患の病因の解明と画期的な治療法が開発されることを願ってやまない。

（菅井、杉之下、藤田、熊谷、尾崎、岩井）

（菅井進氏は2016年に逝去されました。ご所属・肩書は執筆当時）

肝臓班

中川　潤	昭和31年卒	医療法人社団ナカガワ内科医院 理事長・院長
中野　博	昭和35年卒	奈良県立医科大学 名誉教授
西田直生志	昭和60年卒	近畿大学医学部消化器内科 准教授

　旧第二内科肝臓班は伊藤憲一先生（S24）が、故三宅儀教授の御指示もあり、脾臓に関わる血液学から、さらに肝疾患の病態について研究を展開されたことが始まりである。ここでは、その変遷を3期にわたって記載する（以下カッコ内数字は卒業年次）。

草分け期

　旧・第二内科の肝臓班の芽生えは菊池教授時代、深瀬グループで始められた肝の針生検（S24山田、S25西田）、脾の針生検（S24伊藤）であったかもしれない。昭和31年、三宅教授が着任され、形態学中心の研究手法が生化学重視の研究方法に変わった時代でもあった。血液学が主流の菊池内科時代に、各種血液疾患における針生検による脾組織および脾細胞研究の第一人者であった伊藤（後に高知医大教授）が、脾の生検材料を用い、脾機能亢進症（Banti症候群）における脾の果たす役割を病態生化学的立場からの研究に着手されたのに端を発する。

　当時の肝臓班は104研と呼ばれ、それは旧・内科研究棟の一階の部屋番号であった。第一門下生の前田（S26）は脾のエネルギー代謝の検索を、中川（S31）は脾の骨髄に対するある種の体液調節能を同位元素を用いて生化学的に検討するように指示された。何れも、日本血液学会での発表だった。

　一方、当時の肝機能検査といえば黄疸指数（モイレングラハト）、膠質反応：コバルト反応、カドミウム反応、チモール混濁試験、クンケル硫酸亜鉛試験しかなかった。GOTが心筋梗塞のマーカーとして前川教授の最終臨床講義に初めて登場した頃である。やがて、優れた肝機能検査として、血清GOTと共にGPT、ALP、LDH、LAP、γGTPなど血清酵素の測定、更にBSP色

素排泄試験などが可能になった。肝臓の生検材料によるこれら酵素の病態生化学的意義や胆汁色素排泄についての研究がしばしばテーマとされた（S29大石・井垣、S31三浦、S32清水・立山、S33漆畑など）。丁度その頃、三宅教授が国際肝臓研究会の日本支部長になられ、東京に次いで京都大会が開催されたことも励みになったと伊藤先生は述べておられる。

　また、B型肝炎をはじめ各種肝炎ウイルスの発見、その他のウイルス、薬剤などの病因因子、さらには肝炎慢性化の要因、機序などの研究が生化学的、免疫学的方法により幅広くテーマとされ、わが肝臓班は現在までに発展したのである。やがてそれから、次代をになう優秀なリーダーたち、伊藤憲一（高知医大）・中野　博（S35奈良医大）・大西三郎（S44高知医大）・福田善弘（S45京大医療技術短大）・西原利治（S55高知医大）各教授、清水達夫院長（大阪赤十字病院）などを輩出した。

昭和30〜50年代

　旧第二内科肝臓班の草分け期では、動物の肝臓、人体からの生検肝、肝代謝に関与する血清酵素活性、TCA、尿素サイクルに関連する代謝産物の測定、BSP代謝など生化学的アプローチが主体であった。次第に肝臓班の研究メンバーが増加するとともに研究テーマも生化学的アプローチに加えて肝と免疫、肝の線維化と幅を広げて行くのである。

　昭和50年代の肝臓班は中川、清水、立山、水口（S34）などをリーダーとして盛んに研究がすすめられ、肝臓班の第一次黄金期であった感がある。たとえば、当時金沢で行われた西部肝臓学会での"肝と免疫"のシンポジウムでは7〜8人のシンポジストの中で3人の肝臓班の研究テーマの発

表があった。当時、肝炎ウイルスの発見がありB型肝炎の持続に細胞性免疫不全、T細胞の関与が明らかになりつつあった時期にあり、佐野（S36）、中川はB型肝炎患者に細胞性免疫賦活因子transfer factor（TF）の投与を試み（"NEJM"のcorrespondenceに掲載）、顕著な成果は得られなかったものの、現在B型肝炎治療に用いられるIFN研究の開発に向けての研究テーマであった。杉山（S46）、後に石丸（S42）、井本勉（一内S36）らもT細胞の測定と中心とした研究を展開していた。沖本（S39）、江良（S41）、中川らは、細胞性抗体のin vitro検出法（白血球遊走組織試験など）を用いて、ウイルス性肝炎のみならず、自己免疫性肝炎における細胞性免疫の病態的意義の検索も行った。玉井（S35）は金城（S38）の肝・甲状腺疾患のoverlapに関する免疫遺伝についての研究を補助していた。原発性胆汁性肝硬変症（原発性胆汁性胆管炎）における胆管上皮抗原の意義なども佐野、竹内・大西（S44）、足立（S47）、宮村（S49）、河崎（S50）などが先行的に試みていた。また池原（S42）、中川らは組織適合性抗原と疾患感受性の観点からも検討を加えた。

　肝の線維化も肝臓班のメインテーマであった。肝線維化の進展に関与するT細胞由来因子の追及を始め、治療面ではコラーゲン分解物質lathyrogenic作用を持つCysteamineが医用物質であることを知り、慢性肝炎、肝硬変などの線維肝患者に水溶液として投与した。しかしCysteamine溶液の異臭もあり肝線維化治療薬剤としての発展には到らなかった。また、肝線維化の程度を血液生化学的に診断する手段として血清MAO（monoamine oxidase）の測定が行われ、血清MAOは肝内線維化の程度に比例して高値をとることを明らかにした（S35中野、S36芝、S38星加、S40山本、S40野本、宮村、河崎ら）。

　玉井は実験（アンモニアの測定？）の合間に、いつも肝疾患者のカルテ整理をしていたのが印象にある。患者ごとのGOTやGPT値等の手書きのFig.が、50年を経た今も脳裏にひらめく。彼

の努力が、わが104研の価値と自信に繋がったことは間違いない。

　やがて伊藤先生が高知医大教授に栄転され三浦、中川、中野、佐野、玉井、大西など多くの肝臓班メンバーも大学を去り、以後福田善弘先生をリーダーとする時代に入ることとなった。

昭和60年以降

　昭和60年代には、肝線維化の研究に加え、福田善弘教授のもとで癌遺伝子、癌抑制遺伝子を対象とした肝発癌の研究がテーマに加わり、分子生物学的手法が取り入れられるようになった。Chiron社によりHCVゲノムがクローニングされ、慢性C型肝炎に対してインターフェロン（IFN）による治療が始まったころでもある。当時は研究室には小東・姫野先生（S54）、瀬古（S55）、国立（S56）、平岩・長谷・平井（S57）、境・藤本（S58）、雨森（S59）先生が在籍されていた。さらに研究室の先輩である佐野、池原、宮村先生、第一内科出身の井本先生が抄読会に参加され、また、河崎先生も浜松医大で講師をされており、これらの先生方にも指導頂いていた。基礎研究をされていた先生も多く、先輩方の学会発表、さらに学会賞（瀬古、平岩ら）を受けられるのを見て励みになったものである。

　肝臓学会ではC型肝炎関連の発表が増加していた頃であり、肝臓班では肝癌をテーマとした発表が主流であった。研究室には、露岡（S60）、古川（S61）、吉永（S60）、喜多・山東（S63）、米田先生（S64）、遅れて皆田（H2）、松岡（H3）、畦地・井上・勝間・西村・久野（H5）、伊藤先生（H8）が参加された。

　当時は、肝炎、肝癌いずれも、病態とゲノム構造の比較に関する研究が多く、HCV genomeは全シークエンスの決定が可能であるのに対し、ヒトではwhole genome解析が不可能なことが癌研究を困難にしていた。近年、ヒトゲノムでもwhole genome, exome解析が可能になり、肝臓学会でも再び癌研究が盛んになっている。

その後、C型肝炎治療の領域では非特異的抗ウイルス剤であるリバビリン、ペグインターフェロンの登場と変遷を遂げ、治療成績は向上したが、それでも本邦で多い1型での治療成績は50%前後に留まっていた。この時期は肝癌の発症例も多く、入院患者も多い時期であった。その後、C型肝炎の治療成績の向上に伴い肝癌発症も減少傾向に転じているが、昨年より経口のDirect Acting Antivirals（DAAs）が登場し、C型肝炎治療は劇変した。

　現在では、ほぼ全例にHCVの持続的陰性化が得られるようになり、2014年の米国肝臓学会では非代償性C型肝硬変に対するDAAsの成績も報告されている。80歳台で治療を開始される方も多く、パラダイムシフトを身をもって体験している。一方、肝硬変や高齢者が治療対象となるに従い、肝炎治癒後の肝発癌が増加することに疑いはなく、発癌抑制の新展開が急務である。また近年、脂肪性肝疾患のみならず正常肝からの肝癌例も目立つ。肝癌研究では次世代シークエンサーによる変異スペクトラムの解析から、未同定の変異原の存在の可能性が報告され、さらにDNA修飾、ヒストン修飾の変化による発癌の問題も残されている。

　我々も肝炎組織でのDNA修飾の変化が、その後の肝発癌に大きなインパクトを与えることを報告した。これは、昭和60年代〜平成初期に、故福田教授を始めとした研究室メンバーにより蓄積された肝生検標本の解析の結果であり、非常にありがたいことであると思っている。C型肝炎治療のゴールが見えてきた一方、肝癌の話題は尽きず、終わりがないと痛感している。

血液班

中山志郎	昭和34年卒	医療法人中山内科 リウマチ・アレルギー科 理事長
高橋隆幸	昭和45年卒	神鋼記念病院 血液病センター センター長
鈴木 聡	昭和60年卒	神戸大学大学院医学研究科 生化学・分子生物学講座 分子細胞生物学分野 教授

菊池内科時代

京大旧第二内科における血液学は菊池武彦名誉教授時代に遡る。菊池教授は昭和13年から31年まで第二内科を主宰され、この間に多くの血液内科医を輩出した。菊池教授は日本血液学会総会の会長を二度務められ、日本血液学会の中心的存在であり、第二内科は血液内科と言っても過言ではなかった。しかし、この菊池内科で発展した血液学は直接的には第二内科に引き継がれず、菊池内科で助教授を務められていた脇坂行一が第一内科の教授に就任されたので血液学の主力は第一内科に移行した。このねじれ現象ともいうべき人事の後に京大第二内科の血液部門は荊の道を歩むことになる。しかしこの環境でも、門田一郎（昭和20年卒、大阪鉄道病院内科部長）、星崎東明（昭和24年卒、大阪赤十字病院副院長）、上野謙蔵（昭和28年卒、神戸市立中央市民病院内科部長）らの血液学会での活躍は特記すべきものであった。京大第一内科は現在の血液腫瘍内科に受け継がれている。

三宅内科および深瀬内科の時代

菊池内科の後、第二内科は三宅教授が主宰され、内分泌学が主流となっていたが、この内科で血液部門を担当したのは星野 孝である。昭和27年の卒業後、昭和30年から37年まで広島原爆障害調査委員会（ABCC）に勤務して血液学を学び、さらにこの間の昭和33年から35年まで、アメリカ、ボストン市のタフツ大学内科学教室に留学し、Molony教授のもと血液学の研鑽に努めた。昭和33年に第二内科助手（中央検査部）に、43年より講師に就任した。

この星野の研究室に最初に参加したのは昭和34年卒業の中山志郎、岡田 弘、井谷舜郎、および35年卒業の隅田昌宏である。放射線被曝と白血病発症の因果関係に関する臨床研究は中山が、リンパ系腫瘍の細胞遺伝学的研究は井谷と岡田が、自己免疫疾患の臨床および血球の細胞遺伝学的研究は隅田が担当した。また、昭和45年から河崎 昭（30年卒）が第二内科助手に就任したが、49年に北野病院血液内科部長に転進した。

同じ頃、第二内科には岩井一義（24年卒）が中心となり、久保圭史（31年卒）と佐竹喜三雄（34年卒）が加わった血液凝固部門が研究活動を続けた。岩井はその後、第二内科講師を経て京大医療短大教授に就任し、検査技師の育成に貢献された。

その後に星野研に参入したのは昭和41年卒の磯辺貴代子、43年卒の坂根 剛、45年卒の高橋隆幸、堀内徹郎、および46年卒の内田温士である。また、昭和49年から中山志郎が第二内科助手に就任したが、1年で退職し、神戸市立中央市民病院免疫血液内科部長に転進した。昭和42年に第二内科の教授が深瀬政市先生に替わってからは、星野研の研究テーマは免疫血液にシフトし、細胞性免疫、特にリンパ球サブセットとその機能は坂根と内田が担当した。堀内はSLE患者リンパ球のDNA修復能の検討を行った。一方、星野はピシバニールが発売されたことを契機に、同剤による細胞性免疫の増強と臨床効果の研究を行った。内田もこの分野で大きな成果を挙げ、後に京大放射線基礎医学教授に就任したが、胃がんで早世されたことは惜しまれる。坂根も免疫血液学の分野で優れた業績を挙げ、聖マリアンナ医科大学免疫学・病害動物学の教授に就任したが、会長をされた日本炎症学会から帰宅中の新幹線内で心筋梗塞のために急逝された。

この時期、市中病院に在籍し星野研と共同研究を行ったのは高島昭佳（38年卒）と岡田隆道（45年卒）で、症例の紹介など星野研に貢献した。

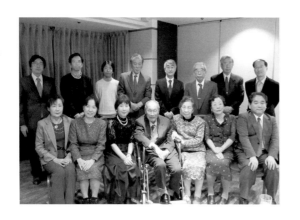

井村内科時代

　星野の京大第二内科在任中、昭和54年に助手に就任したのは高橋隆幸で、57年に星野が福井医大免疫・寄生虫学講座の教授に転出した後は平成5年まで一人教官として第二内科の血液部門を主宰した。大学院生として参入したのは昭和53年卒の八木田正人、54年卒の杉山裕之、58年卒の奥野芳章および市場茂樹、60年卒の鈴木 聡、62年卒の露岡令子および谷口（上田）泰代、63年卒の佐々木 豊である。

　また、中村紀士子（京大医療短期大学衛生技術科助手）が共同研究者としてこのグループに参加し、これら大学院生の研究推進に貢献した。研究テーマは造血前駆細胞の増殖・分化とサイトカイン、骨髄腫の増殖メカニズム、およびサイトカイン産生腫瘍が主なものであり、分子生物学的手法を取り入れて研究を展開した。

　具体的には、八木田は再生不良性貧血の骨髄中NK細胞活性が低下していることを見出し、杉山は骨髄増殖・異形成疾患および、ITPにおける造血コロニー形成能を研究した。奥野は骨髄腫細胞の増殖に関して、市場はエリスロポエチン受容体の定量解析手法を研究室に導入した。鈴木はCSF産生腫瘍においてIL-1が中心的な役割を果たし、IL-1やG-CSFの異常発現メカニズムとして何らかの転写因子が作用していることを示した。また、CSF産生腫瘍患者における血小板増多のメカニズムを解明した。露岡はCSF産生腫瘍で中心的役割を担っているIL-1レセプターの発現とG-CSF産生の程度には相関があることを示した。谷口（上田）は途中より京大ウイルス研（淀井研）に移動した。中村は顆粒球前駆細胞のコロニー形成の手法を用いて、活性化ビタミンD_3が前骨髄球を単球/マクロファージへと系列転換させることを示した。佐々木はラットプロスタサイクロン受容体をクローニングし、ヒト巨核球コロニー形成の手法を用いて、これが巨核球にも発現していることを示した。

中尾内科時代

　平成4年、第二内科教授に中尾一和教授が就任され、この頃より京大内科系の臓器別再編の動きが高まった。これに伴い高橋は神戸市立中央市民病院免疫血液内科部長に転進した。佐々木が医員として血液部門の研究・臨床を支えたが、平成10年にスウェーデンに留学し、ここに第二内科の血液部門は幕を閉じた。

　しかし、各人はそれぞれの持ち場で活躍し、京大第二内科の血液学は脈々と受け継がれている。高橋は神戸市立中央市民病院時代に18人の血液学専攻後期研修医を育成し、現在は神鋼記念病院血液病センター長。中山は中山内科リウマチ・アレルギー科院長とし免疫血液の臨床研究を続けている。八木田は北野病院リウマチ膠原病内科部長、杉山は大阪府済生会野江病院特任部長、奥野は京都医療センター内科医長として、夫々の重要なポストを支えている。鈴木は東北大学、大阪大学、秋田大学（教授）、九州大学生医研を歴任後、現在は神戸大学医学部教授として、癌抑制遺伝子の研究で大きな業績を挙げている。また血液学とは異なるが、露岡はWHOカンボジア国事務所新興感染症対策課で、谷口（上田）は姫路循環器病センター循環器内科部長として活躍中である。佐々木は関西医科大学衛生学教室で准教授として造血幹細胞の研究に携わっている。

　最後に、故人となられた岩井一義、星野 孝、河崎 昭、久保圭史、岡田 弘、高島昭佳、坂根 剛、内田温士、隅田正宏、堀内徹郎、井谷舜郎諸先生のご冥福を心よりお祈りする次第である。

心臓グループ

泰江弘文	昭和34年卒	熊本大学 名誉教授／熊本加齢医学研究所 所長	
平盛勝彦	昭和39年卒	岩手医科大学 名誉教授／モリーオ株式会社 代表取締役	
斎藤能彦	昭和56年卒	奈良県立医科大学 循環器内科 教授	
桑原宏一郎	平成3年卒	信州大学医学部 循環器内科 教授	

京都大学内科第二講座心臓研究グループの源流は、冠攣縮性狭心症の発見者である熊本大学元循環器内科教授の泰江弘文先生に遡る。泰江弘文先生は故河野剛先生のもとでステロイドホルモンのご研究に取り組まれた後、赴任先の静岡市立病院で、夜間に胸痛を訴える症例に遭遇する。

当時の循環器学の常識からは診断がつかず、周りの医者からはノイローゼであると判断されていたこの患者さんを入院させ、夜中の発作時に心電図を撮り、まさしく狭心症であることを発見された。この症例が冠攣縮性狭心症の発見に繋がった。

その後、泰江弘文先生は熊本大学循環器内科の初代教授に就任され、世界に冠たる循環器内科教室に育て上げられ、門下生から多くの教授を排出された。熊本大学時代には冠攣縮性狭心症に対するアセチルコリン負荷試験を確立され、冠攣縮性狭心症に関連するeNOS遺伝子変異を発見された。

冠攣縮性狭心症の病態生理に関する研究は熊本大学循環器内科全体の仕事であるが、吉村道博先生（現在東京慈恵会医科大学循環器内科教授）のグループが中心となってeNOS遺伝子のExon7にミスセンス変異Glu298Aspとプロモーター領域にT-789C変異を発見された。T-789C変異の転写活性に及ぼす研究は当心臓グループとの共同研究で明らかにされた。

泰江弘文先生は熊本大学退官後、熊本加齢医学研究所所長に就任され、2015年に冠攣縮性狭心症のアジア人と欧米人の発症頻度の違いを関連付けるアルデヒド脱水素酵素遺伝子の点変異を報告された。

同じく第二講座出身の平盛勝彦先生は、京都大学第二講座でアルドステロン研究に従事された後、第三講座を経て東京女子医大循環器内科

で研鑽を積まれ、その後国立循環器病センターCCU部長として活躍された。1990年には岩手医科大学循環器内科教授に就任された。岩手では岩手医科大学附属病院循環器医療センターの設立に尽力され、県下の循環器医療の向上に貢献された。平盛先生のご研究、臨床スタイルは常に患者さん中心であり、企業に誘導されるような研究には鋭い意見を持っておられ、一本筋の通っている診療・研究・教育スタイルであった。

内科第二講座の中に心臓に関する研究・臨床活動が始まったのは、心房性ナトリウム利尿ペプチド（ANP）の1983年から1984年にかけての発見が契機であった。当時は井村裕夫教授の下で当時RIセンター助手であった中尾一和教授がANPの研究を開始されたことが端緒となっている。当時、中尾研究室全員がRIセンターの地下研究室で、文字通り寝食を忘れて主にANP研究に没頭していた。主に中枢性のANPの意義と末梢性のANPの病態生理的意義の解明を目的としており、ANP系の作用がレニン・アンジオテンシン・アルドステロン系と機能的に拮抗すること、また、泰江弘文教授らと共同でANPが心不全治療薬として有用であることを世界に先駆けて報告した。

1988年、松尾壽之・寒川賢治らにより、第2のナトリウム利尿ペプチドであるBNPがブタ脳より発見されたが、中尾研究室では脳で発見されたBNPがANPと同様に心臓ホルモンであること、また、ANPの主たる産生が心房であるのに対してBNPは心室であることを世界で最初に報告し、BNPの心不全の診断薬としての有効性を提唱した。熊本大学循環器内科の泰江弘文教授らのグループ、岩手医大循環器内科の平盛勝彦教授らのグループもBNPの循環器診断薬とし

ての重要な報告を次々と発表しており、第二講座に関連あるグループが世界のANP研究をリードしていた。

　1995年に国立循環器病センター研究所の松尾壽之研究所長の下に国内留学していた斎藤能彦が京都大学臨床病態医科学講座（旧第二講座）に帰学したのを契機に心臓グループが設立された。臨床活動は成人病予防グループのリーダーであった桝田 出と協力して心臓カテーテル、心筋シンチ、心エコー等の診療活動も開始した。

　研究活動としては、ANP・BNPの病態生理的意義をGC-Aノックアウトマウスを用いて解析するほか、NRSE/NRSF系というサイレンサーが心筋細胞において心不全や心肥大時のABP・BNP遺伝子再発現現象に重要な働きをしていることを発見し、さらに、この遺伝子調節系の解除は拡張型心筋症様のフェノタイプを示すことを発見した。その他、サイトカインや成長因子と心室肥大、心室線維化との関係も精力的に検討した。

　その後、斎藤能彦は2002年に、奈良県立医科大学第一内科（2018年に循環器内科に改組）の教授として転出した。その後、原田昌樹が心臓グループを引き継ぎ、2005年にはテキサス大学のEric N. Olson教授の研究室に留学していた桑原宏一郎が帰学し、心血管内分泌代謝学の視点を有する循環器疾患診療を行いながら、同時に研究面では主にナトリウム利尿ペプチドを中心とする心血管ホルモンの発現・分泌制御および作用発現機序の研究と心肥大・心不全発症進展機序の研究を推進した。

　2008年に原田昌樹の後、桑原宏一郎が心臓グループのリーダーを引き継いだ。従来の臨床活動を継続しつつ、特に増加しつつある心不全の診療に注力すると共に、新たに肺動脈性肺高血圧症の診療にも研究室の中川靖章、木下秀之らとともに取り組みを開始した。研究においては、心不全発症機序におけるNRSE/NRSF研究を発展させ、その標的遺伝子であるT型カルシウムチャネルやHCNチャネルが心不全に伴う突然

死に関与すること、また心不全に伴う突然死における交感神経系、レニンアンジオテンシン系の関与の分子機序などを明らかにした。また、桑原宏一郎が留学時代に取り組んだTRPC6イオンチャネルの病的心筋リモデリングにおける役割とそのナトリウム利尿ペプチドの標的としての意義を明らかにし、同じく留学時代に取り組んだRho依存性SRF転写活性化因子であるMRTF-Aの病的心筋リモデリングおよび血管リモデリングにおける意義も解明した。その後、桑原宏一郎は2016年に信州大学循環器内科教授として転出した。

　内科第二講座心臓グループはこうした一連の臨床・研究活動により我が国の循環器診療及び研究において一定の存在感を示し得たが、2013年、京都大学大学院医学研究科および医学部附属病院における臓器別診療科への内科講座再編成に伴い、循環器内科学講座に参加することとなった。この間、内科第二講座心臓グループからは多くの循環器医が巣立ち、皆が主要な立場で活躍している。

　第二講座出身の循環器医は、やはり第二講座出身らしく、いわゆる一般的なステレオタイプな循環器医とは、その診療スタイル、循環器疾患に対する姿勢、考え方において一味違っており、我が国の循環器内科学の進歩に大きな足跡を残している。

京都大学内科学第二講座　心臓グループメンバー

泰江弘文	京都大学	昭和34年卒
平盛勝彦	京都大学	昭和39年卒
桝田 出	東京慈恵会医科大学	昭和55年卒
斎藤能彦	奈良県立医科大学	昭和56年卒
中川 修	京都大学	昭和63年卒
岸本一郎	京都大学	昭和63年卒
宮本恵宏	京都大学	平成元年卒
原田昌樹	京都大学	平成2年卒
桑原宏一郎	京都大学	平成3年卒
小川恵美子	京都府立医科大学	平成4年卒
浜中一郎	北海道大	平成5年卒
梶山 登	岡山大学	平成5年卒
高橋伸基	京都大学	平成6年卒
中川靖章	京都大学	平成6年卒
中西道郎	京都大学	平成6年卒
川上利香	旧島根医科大学	平成6年卒
宇佐美 覚	愛知医科大学	平成7年卒
保野慎治	北海道大学	平成7年卒
斎藤仁知	三重大学	平成8年卒
木下秀之	京都大学	平成8年卒
藤原正隆	兵庫医科大学	平成10年卒
来原佳宏	京都大学	平成15年卒
南 丈也	浜松医科大学	平成15年卒
山田優子	名古屋市立大学	平成12年卒
山田千夏	鹿児島大学	平成14年卒
来原(柴田)純子	東京慈恵会医科大学	平成18年卒

留学生	出身大学・施設
石川匡洋	東京慈恵会医科大学腎臓内科
和泉武彦	東京慈恵会医科大学循環器内科
堀 美和	JT 研究所
中山雅史	熊本大学循環器内科
足達雄一郎	中外製薬
神谷重樹	シオノギ製薬研究所
島崎幸生	熊本大学循環器内科

同位元素診療部

森田陸司　　昭和35年卒　　滋賀医科大学 名誉教授／医仁会武田総合病院 名誉院長
小西淳二　　昭和39年卒　　京都大学 名誉教授／杉田玄白記念公立小浜病院 名誉院長

　私、森田陸司は、1964年に大学院生として鳥塚莞爾研究室に入れていただき「慢性甲状腺炎のヨード代謝と組織像との対比」のテーマを戴いた。内科研究棟1階の研究室でPBI測定を行い、「地下RI」でI-131化合物を用いる研究を始めた。

　当時、京大病院の半地下にあった「中央同位元素診療部」では、内科各科医師の分担でRIによる検査・診療が行われていた。

　第一内科はFe-59鉄代謝検査、Cr-51標識赤血球寿命測定などを、第三内科は心放射図、レノグラムなどを、第二内科は甲状腺臨床検査の甲状腺I-131摂取率測定、甲状腺シンチグラフィを担当し、インビトロ検査としては、トリオソルブ、テトラソルブ検査が盛んに行われていた。

　鳥塚班による甲状腺外来は、週二回、第二内科外来室とRI診療部で、毎回数人の医師で行われていた。当時は、甲状腺を専門とする医療機関が少なかったため、診察室は溢れるばかりの患者であった。甲状腺針生検や、甲状腺機能亢進症と甲状腺がんに対するI-131治療などが盛んに行われていた。

　1965年に放射線部が設置され、鳥塚先生は放射線部助教授・副部長に就任された。

　当時、中央同位元素診療部では、浜本 研先生、森 徹先生がご自分の研究以外に、院生の相談やお世話を一手に引き受けて下さっていた。甲状腺研究には、稲田満夫先生、森 徹先生、そして浜田 哲先生のご指導で遊離サイロキシン測定法の開発に努めていた中川 毅先生、日下部恒輔先生のご指導で甲状腺内酵素の研究に従事していた藤井一男先生、甲状腺免疫機構の解明には櫻美武彦先生が、そして私がヨード代謝を担当していたが、その活性は高く、多彩な顔ぶれは深夜まで和気藹々と大変賑やかであった。

　また、I-131ヒト血清アルブミンを用いた心動態機能解析には石井 靖先生が、そして、ヒューマンカウンターによる代謝研究では、浜本 研先生のエネルギッシュなご指導で、I-131アルブミン代謝、I-131グロブリン代謝解析（飯尾 篤先生）や、体内残留微量核種のCs-137、Rn-222測定などが行われていた。

　1965年には、小西淳二が大学院生として鳥塚研究室に配属された。「バセドウ病のI-131治療に関する研究」というテーマで森 徹先生の指導を受けて、LATSの測定を中心に研究を始めた。LATS測定はマウスにI-131を投与してのバイオアッセイであるが、当時はまだ内科研究棟の地下で実験をしていた。この頃はバセドウ病のほとんどの新患をアイソトープで治療していた。有効な治療法であったが、晩発性に甲状腺機能低下症が起こってくることがわかり、これをなんとか防止できないかというのが、研究の目的であった。

　同期で浜本先生のもとでレノグラムを担当していた樋口 忠先生は、途中で厚生省へ転出した。その後大学紛争のため、しばらく入局者が途絶えたが、この頃RIAの目覚ましい進歩により、T4やTSHの測定ができるようになった。

　1971年に至り森 徹先生の指導のもと、池窪勝治先生がサイログロブリンのRIAおよびMigration Inhibitory Factorの研究に、竹田洋祐先生がTRH-TSH系の研究に、それぞれ加わり活躍された。

　1972年に鳥塚先生は放射線医学講座教授に就任され、浜本先生が放射線部助教授になられた。鳥塚班の多くの医師が放射線科、放射線部に移り、新しいRI診療棟で、核医学、甲状腺、骨・カルシウム代謝などの研究と臨床の発展に従事することになった。

第4章
同門会員 所感

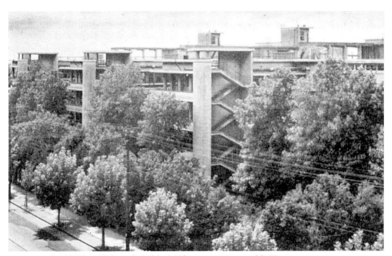

かつての内科学第二講座の病舎（中病棟）　→137ページ参照

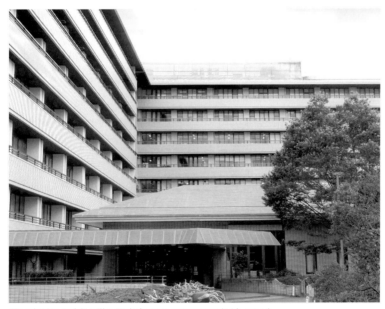

第二内科の北病棟6階と研究室はワンフロアでつながっていた

勤務医ひとすじに生きて

昭和24年卒
サニーピアクリニック 非常勤医師（クリニック所属産業医）
角田沖介

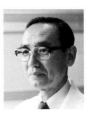

　昭和24年京大卒業、学外の病院でインターンを終え、医師国家試験合格後の昭和25年6月、京都大学第二内科（菊池武彦教授）講座に入局しました。この年の入局者総数36名のうち21名が同期生、思えば65年も前のことになります。

　内科病棟での最初の受け持ち患者は、肺結核の青年と著明な腹水を持つ肝硬変の高齢女性でした。上級医師の菅原 譲先生から診療方針を指示されました。新人医師は患者を担当する度に末梢検血、検尿・検便、肺機能成績を教授回診までに済ませておくことが慣例となっており、かなり忙しく体を動かしていたことを覚えています。

　昭和26年4月、(旧)神戸逓信病院に健康管理科部長として赴任、郵政職員の健康診断、結核検診に従事しました。昭和28年1月、京都大学第二内科志願医員、4月副手に採用され研究室に入局しました。菊池教授から造血因子の骨髄代謝に関する研究課題を受け、説田 武先生のもと動物実験に明け暮れました。教授の病棟回診、研究室回診、臨床講義の聴講、抄読会、学会の準備等が日常的にあり、また年末年始の同窓会、研究室の会等にも出席し、諸先輩から教えられ、助けられもしました。研究室時代を懐かしく思い出しています。

　昭和31年10月、学位授与され、地域医療に進みたいと希望していたところ、昭和32年8月、(旧)神戸市立東山伝染病院に赴任することになりました。嘗ての第二内科の研修病院でした。病院には山本琢三副院長が居られ、直ちに伝染病の治療が始まり、これが生涯にわたり感染症診療に携わる出発点となりました。

　昭和36年、伝染病院は加納町の神戸市立中央市民病院の隔離病舎（166床）となり、一般内科の診療も始まりました。神戸中央市民病院の院長は大屋拳吾先生で、第二内科出身の医師が多数居られました。昭和43年、臨床研修指定病院となり、内科の分科が徐々に始まり、昭和48年頃から呼吸器内科の担当となり、京都大学（旧）結核胸部疾患研究所内科の協力も得て呼吸器内科の基礎を作りました。昭和52年、(旧)神戸市立結核療養所玉津病院長として出向し、結核の短期化学療法を導入。昭和58年、ポートアイランドに移転した神戸中央市民病院感染症科に帰院、昭和60年3月退職、4月神戸逓信病院の松田清院長の跡を継ぐことになりました。当時の井村裕夫教授のお薦めによるものでした。

　6年間、病院経営の厳しさを経験。平成3年退職、木戸 博先生、川口義夫先生へと引継いでいただきました。その後、阪神・淡路大震災をはさんで神戸市関係の診療所に勤務、平成13年5月からは神戸港湾医療保健協会の介護老人保健施設で施設長五十嵐哲也先生の後を継ぎ、約10年間介護医療の臨床に携わりました。平成23年に退職、55年間の勤務医師生活に終止符を打ちました。

　考えてみますと、私が勤務医を長く続けられたのは、伝統ある京都大学第二内科同門会のご支援の賜であると感謝しています。

（2016年にご逝去されました。ご所属・肩書は執筆当時）

2 「学位を取るだけが目的では駄目だぞ」

昭和24年卒
京都大学 名誉教授
山本剛夫

　私は昭和24年3月、本学医学部を卒業し、1年間のインターンを経て、内科学第二講座（当時、菊池内科）に志願医員（無給）として入局を許可された。後述の理由で在籍僅か1年弱、しかもそれから既に65年も経過しているので、記憶も定かとはいい難い。しかし同門会の会員の一人と見做して頂き、折角の執筆のご依頼なので、お受けすることとした。

　第二講座は血液学を専門としていたので、受け持ちの4人の入院患者のすべてについて、耳朶より摂取した微量の血液サンプルより、赤血球数、白血球数の算定、ギムザ染色等による血球の種類別のそれらの変化の検出を主とし、特定の患者については、カチーフの薬効とか、尿糖、血糖の検査、あるいは喀痰中の結核菌の検出等を行っていた。当時のこととてすべて手作業であった。その他、人工気胸術も経験した。

　母子家庭の境遇でもあり、一日も早く有給の職にありつくことを願っていた。昭和26年早々、三重県立大学の内科の助手の話を頂いた。当時この大学には学位審査権がなく不安を感じつつも、同期の岩井一義医員（後、京大教授）と共に赴任することを承諾していた。

　ちょうどその時公衆衛生学の西尾雅七教授より、大阪市立衛生研究所（衛研）の環境衛生部へ同年4月からの就職を薦められた。論文作成後は臨床に復帰しても良いとのことで2、3日考慮の後、衛研への就職をお受けした。三重県立大学への就職辞退については、西尾教授より菊池教授に事情のご説明とお詫びを入れて頂いた。

　他日、菊池教授からのお呼び出しに応じ、教授室に緊張して伺ったところ、「西尾が来てなあ、お前のことを聞いた。学位をとることだけが目的で、また臨床に戻るというのでは駄目だぞ。一生、環境衛生学を続けるという意志はあるのか」と問い詰められた。私はどきりとしたが、それまでのいきさつ上、「その意志はもっております」という趣旨の返事をして、菊池教授より転身の許可を得た。

　以後、産業衛生の一環として、衛研5年間、高熱重筋作業の影響及び騒音性難聴の研究、関西医科大学助教授として3年間、電気生理学を応用した工業用毒物の神経系侵害の研究に従事した。

　昭和34年4月から京大衛生工学科の助教授として7年間、教授として23年の計30年間、環境衛生学、騒音制御工学、疫学理論、公害概論等の講義並びに公害としての騒音の心理・生理学的影響、大気汚染及び騒音のアセスメント、河川水質汚染の統計学的解析等の研究を行った。

　その他、国、地方自治体の環境審議会、環境影響評価審査会等の会長、部会長、平委員としても務めた。平成元年に京大を停年退官、その後、2私立大学に計6年間勤務したが、紙幅が尽きたので擱筆する。

　（2016年にご逝去されました。ご所属・肩書は執筆当時）

③ 生涯かけた胃の内視鏡診療を終えて

昭和28年卒
ハヤシ胃クリニック 院長
林 慶一

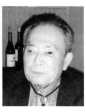

　昭和29年春入局。指導の高山英世先生に大層御心労を掛けました。お許し下さい。
　29年10月、岐阜大学乾内科に赴任。ABCCを経て御着任の和高 修先輩の私物二叉針で肝・腎生検にも従事。先生が東大の竹本忠良氏と高校同期で早くに胃カメラを導入、34年住友銀行へ転出される際、これを引き継ぎました。まもなく吸引生検器を入手。これによる生検は、盲目的で普及しませんでしたが、簡易で苦痛少なく、実に綺麗な組織が得られました。これで慢性胃炎は、部位に程度の差こそあれ瀰漫性で増悪し、酒豪を含む高齢患者でも2割弱が正常と食生活にあまり関係がなく、症状との関連も薄いことが分かりました。
　ファイバースコープの開発で直視生検が可能となり、胃炎のない胃には癌が極めて少なく、腺萎縮域は通常幽門前庭から噴門へと拡大して癌の外形を修飾し、その広がり方が潰瘍と関連していることを知りました（『消化管内視鏡診断学大系』医学書院、昭和51年、分担執筆、『慢性胃炎の臨床』文光堂、昭和56年、分担執筆）。
　40年4月、県立岐阜病院へ転出。内視鏡検査を続け、46年セルシン静注鎮静を開始。
　47年7月、個人開業。JR岐阜駅正面の繊維街最古の5階建ビル2階約40坪の空室を偶然発見、即決。近くに先輩の林胃腸科が有り、大腸が不得手なことから、ハヤシ胃クリニックとしました。
　内視鏡・X線室と暗室以外は書架で仕切り、カウンター式受付など凡て自身で設計。8時半から18時まで連続診療、検査終了後に昼食、木・日休診、楽は敵と自分で静注。開業早早軽い鬱状態が非常に多く、少量の抗鬱剤（ドグマチール1日50mg、トリプタノールなら10、時には20mg）が劇的に効くことに気付きました。ちょうど健診が普及、胃癌のX線診断に不安が広がる時期で、検査の依頼が急増。49年からは細長で扱い易くなった直視式機で小病変をも積極的に生検し、微小胃癌の内視鏡診断に貢献出来ました。
　年年多忙になりX線診断を廃止、それでも一時は1日20例、19時昼食でした。平成12年10月の除菌開始で、潰瘍が激減し、胃粘膜も炎症の消褪、残存腺の増生、上皮細胞の修復、粘膜筋板の改善で内視鏡像が一変しました。
　病院が内視鏡検査に積極的になるにつれ私の役割も減り、それに頸髄損傷に因る歩行障害と設備の老朽化が進み、米寿を越えた26年12月廃業。幸運な55年に亘る独自の内視鏡診療を終えました。奇しくも最終患者は弟で胃癌でした。検査は一部開業前を含めて一人で10万件を越え、排液不能期の誤嚥肺炎、消毒不備期の感染性急性胃炎、生検後出血を除けば挿入事故は皆無でした。
　近くの医院に嫁いだ長女は内科診療の傍ら岐大の法医解剖に出向き毎週来訪、嫁いだ次女も屋敷内で眼科を開業。一人も欠けず、私も不自由な身ですが、日日筋力増強が仕事で至って元気です。

　　人亦逝く　この世は何れ　自己満足
　　有り難やで　極楽極楽
　　集塊に　魂宿るか　進化の途
　　宇宙の恵みに　想う此の頃

奇しき縁

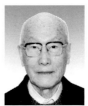

昭和29年卒
神戸中央市民病院
小松 隆

　昭和30年、内科学第二講座に入局し、指導の須川先生に処方の手ほどきを受けました。9月、菊池先生から紹介状をいただき、宇和島市民病院に赴任。先輩の近藤先生、大園先生、三木先生、神尾先生、渡辺先生、岡村先生、後に加わった長谷先生のもと、結核20人、内科10人の受持ち、外来週2回、伝染病院出務で鍛えられました。今は殆んどが故人になられ、岡村先生だけと交流があります。

　34年、深瀬先生の研究室に入り、先輩の研究をついで副腎皮質ホルモンの中枢支配のテーマをいただき、兎の皮質ホルモンの測定は井村先生に教わり、水に弱い兎の世話には苦労がありました。

　38年、三宅先生の許可をいただき、中山先生の後任として、神戸中央市民病院に赴任しました。第二内科は第一講座出身の木島先生のもと先輩の北浦先生、五十嵐先生、上野先生と私で、木島先生はうちの科は一番下っ端でも博士号を持っているといわれました。

　42年、病院から米国に勉強に行った折には、深瀬先生がわざわざオハイオに寄って下さり励まされました。このあとも折にふれてお世話になり、深瀬先生の弟子思いが身にしみています。

　56年、病院が1,000床となり、第二講座を含め京大の各科から人が来られ、分科も進み、私は神経内科を担当しましたが、西谷先生には色々な場面で大変にお世話になりました。

　平成10年、京大総長を退任された井村先生に、是非にと中央市民病院長をお願いし、更に、神戸医療産業都市推進機構、関西健康・医療創生会議を通じ、神戸の発展に尽力していただいています。

　今は私も家族も中山先生に診ていただいています。

　ふり返りますと、第二講座ゆかりの方々との奇しき縁に結ばれた今までであったと思います。第二講座の名はなくなりましたが、この流れは、これからも変わらず続くと思います。

5 医師の生涯設計の激変のなかで
医療における「総合」と「分化」

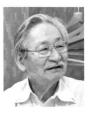

昭和29年卒
恵心会京都武田病院 顧問
西谷 裕

　現代の医学はここ30年くらいの間に急速な進歩を遂げた。

　それは医学の下部構造である分子生物学、ヒトDNAの構造決定、免疫学の知識の増大、コンピュータサイエンスの発達をはじめとする遺伝子工学の進歩や画像解析のお陰であって、70年前の人体と病気に関する理解はすっかり変わり、今ではヒトの平均寿命は80歳を越えている。その年齢まで人は健康で職業についている。ということは、変化の激しい医療環境の中で、医師も80歳を越しても医師として働くスタイルが、先進諸国共通の傾向である。

　いま日本の勤務医は停年退職する10年くらい前、つまり50歳くらいで、病院の管理運営の一部を分担させられたり、若い人達の教育係として多大な労力と時間を使っている。停年になれば、知力、体力を残しながらも、健康管理医や他の病院の非常勤医師として半日ぐらいの日雇い診療に駆けずり回るか、今では高齢者の福祉施設での施設長に収まる人も多くなる。

　勿論、更に先を見越した人は停年前に開業の準備をして、それなりの名声と余力を残して、色々な診療形態の専門医として、名声を博し、老後の蓄えを得、財を成す人もいる。さらに跡を継ぐべき子供を医者にしておけば言うことはない。

　21世紀に入って時代の変化は著しい。大学卒業時に貰った一枚の免許状で一生を保証された時代は終わった。医学は今後も指数関数的に進歩を続けることは間違いないだろう。

　日本の医師は5-10年の長い下積みを経てやっと一人前の医師として世間に認められる。その前半の部分を内科学一般に費やすか、早い時期から特定臓器を専攻することを決めてsubspecialistを目指すかの選択をせねばならぬ。花の命は短い。医師が、知的、体力的にトップコンディションで集中的に働けるのは20歳から50歳くらいまでであろう。しかも実際には、第一線医療のなかで有能なsubspecialistを必要とするような難しい病気はそんなに多くはない。

　1970-80年代に、この専門への過度の分化の弊害に気付いたアメリカやカナダでは、公衆衛生院(School of Public Health)を作って臨床医の疫学に関する知識をカリキュラムに組み入れたり、primary care physicianの講座を創るなど地道な努力をしてきた。一方、インターネットの疫学への活用は、EBMの展開を通じて新たなベッドサイドでの統合へと発展している（西谷裕「医療における分化と統合──『神経治療学とEBM』特集に因んで」『神経治療学』16巻1号 EBM特集、p3-7、1999年）。著名なsubspecialistsの集団であるMayo Clinicですら数キロ離れた集落を対象に何年にもわたってコホルト・スタディを行っている。

　アメリカのSociety of General Internal Medicineは、2004年の特別リポートで既にメンバーの減少と、Internistの仕事が環境の変化に応じて仕事の内容が変化し、患者とのコミュニケーションや病状説明により長い時間を掛け、相互理解を深め、subspecialistをはじめ、多くの職種との連携のリーダーとなることが必要となっていることなどを指摘して、そのためのカリキュラムの拡大、変更を要求している。

　一方、より政府の介入度の強いイギリスでは2012年にRoyal College of Physiciansが特別委員会を作り、10年後の「未来の病院」(Future hospital: caring for medical patients)ではhospitalist（常勤内科医にあたる）が他のコメディカルスタッフとチームを作り、急増するよりcommonな複数疾患を抱えた高齢患者に対応させ、継続的ケアを提供し、透明性のあるものとする。一方、高度の技術と知識を持ち、数の上では少数のsubspecialistの関与をアドヴァイザリー的、間接的なものに限定するように勧告している。

これは病院を地域に開放し、個々の患者の人権を尊重し、診療の中心を専門医から総合診療医チーム中心にシフトすることで医療費の高騰にも歯止めをかけようとしているわけだろう。しかしこれは費用対コスト面からは良さそうに見えるが、日本のようにフリーアクセスで望む医師に直に診てもらえない弊害もある。

ところで、今の日本は世界では最も激しい少子高齢化の大波を迎えながら、これとは反対に臓器別の専門家ばかりを増やす方向に動いている。特別に優れた研究者は別であるが、これから10年は続く複雑化し急増する複合疾患を抱えた高齢者で溢れる大病院の危機的な状況に対して、狭い領域や特定の臓器しか診られないsubspecialistばかりを増やしてゆくことが果たして合理的なのだろうか？

すでに診療各科のたらい回しや待ち時間の長さ、薬の多重投与などの苦情や批判が出てきている。せっかくの知識や技術の統合はできずに、個々の医師は自分のタコツボから出ようとしない。この危機的状態に対しては、イニシエーションの5年間は総合内科的なアプローチから入る方が教育的にも、社会ニーズにも適合している。

私も若かった頃は各科の専門医を満遍なく揃えただけの「大総合病院」に満足できずに、「特殊専門病院」を立ち上げるべく半生をそれに傾注した。一つの道州に一箇所くらい神経難病センターを作り、採算はとれなくても研究所を併置し、disease-orientedな研究も可能なものを作って、複数のセンターの機能的連絡により「総合」と「分化」の問題にも風穴が開けられないかと考え、これに精神力を集中して優秀なsubspecialistsの集団により一定の成功は得たと思っている。このようなオプションは今でも追求する必要はあり、国家戦略として全国に幾つかの研究所中心の高度

専門病院の存在は不可欠である。ただし、それには公正で厳格な評価機構が必要である。

今では急速に伸びている医師の寿命の長さと医師の流動性を利用して、医療制度全体を作り直す時期が迫っている。イニシエーションとしてのgeneral internal medicineの数年間のプログラムの後、subspecialistを選ぶphysician scientistと、病院での専門医（hospitalistにあたる）の協力により公的総合病院を中心に運営し、地域へ返す患者は小回りのきく開業医（とくに高齢化しても元気な先生たち）と私立中小病院を中心とした日本固有の地域医療－福祉システムとを往還するのが適当だと考えるようになった。

最後に、私の場合は長い60年の医療人生の締めくくりの時期を、脳卒中のリハビリテーションの実践と勉強を楽しんでいる。この領域ではここ10年の回復期リハビリテーションの実践の過程でneurorehabilitationという概念が生まれつつある。まだまだ言葉だけが先行している現状であるが、曖昧な症状の中から患者の治療を手探りでやることはおもしろい仕事であり、一過性失語症や右半球症候群などの発見・分析などに、40名を超える若い理学療法士の諸君とともに、年齢を忘れてのめり込んでいる。これが自分にとっての若返りの薬になっているのかもしれないし、この年齢でこんなフィールドを与えられた偶然に感謝している。

もう一つ、10年前から「明晰夢」という夢と現の間で意思により夢を操作できる状態を知り、それが切っ掛けでiPhoneにある"Sleep Cycle"というソフトで8年間ほど、毎日の自分の睡眠データを集めて、睡眠こそ人生の3分の1を占める「暗黒大陸」であることに気付いた。色々な論文を読みあさるうちにスティーブン・ロックレイ＆ラッセル・フォスターの"SLEEP"を手に入れて、その魅力に取り付かれている日々である。

このように各種の領域をためらいなく渡り歩くことを可能にしてくれたのも、実は一生の最初の数年、内科学講座の中で総合的なアプローチを叩き込まれたことが、曖昧な境界領域を開拓するのに大いに役立っていると感じている。

6 思い出すことなど

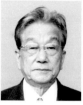

昭和32年卒
大阪赤十字病院　名誉院長
清水達夫

「京大内科学第二講座（第二内科）」といえば、まず思い浮かぶのは、「内科中病舎」です。古めかしい中にも、何か風格を感じさせる、なつかしい建物でした。

それともう一つ、これもまた古色蒼然たるたずまいを見せていた「内科研究棟」、この建物も忘れることはできません。

私は昭和32年の卒業で、1年間のインターンの後、昭和33年に第二内科に入局し、「内科中病舎」の一員となりました。当時の主任教授は、内分泌の三宅 儀先生でした。初めて主治医として患者を受け持ち、医師としての第一歩を踏み出したのが、この「内科中病舎」であります。

その後、山陰の病院に2年間赴任しましたが、昭和36年には再び大学に戻り、「内科研究棟」で、肝臓の研究をすることになりました。指導していただいたのは伊藤憲一先生です。

当時はGOT・GPTという検査が、ようやく臨床に導入された時期で、肝臓病の臨床もまだ手探りの状態でした。肝炎の原因についても、どうもウイルスらしいと推測されてはいましたが、まだそのウイルスの影も形も捕捉されていなかった時代です。肝炎から肝硬変へ、さらに肝癌へと進行する患者を、なすすべもなく見守らねばならない時代でした。

しかし、昭和39年にHBs抗原、次いで昭和48年にHCV抗体が発見されてからの進展には目を見張るものがあり、近年は画期的な治療薬も出現し、肝炎という疾患は、ほぼ治癒し得る疾患になって来ました。往時を振り返ると、まさに今昔の感があります。

ところで、私たち第二内科の肝臓班では、勉強会を兼ねた同門会を、毎年11月に開いています。「葵会」という同門会で、前半は研究発表や症例報告、その後外部講師による学術講演、そして後半は懇親会という形で、かなり長い歴史を重ねて来ました。

しかしこの同門会も、平成8年の消化器内科新設に伴う内科講座の再編、その波をもろに受け、年を経るにつれて、次第にその存続が困難になって来ており、今年あたりでぼつぼつ終わりに、という話も出ています。これも避けられない歴史の流れだとは思いながら、何とか形を変えて、細々とでも残す手段はないものかと、ひそかに考えたりしている昨今です。　　　（2015年9月）

7 三宅・深瀬両先生を追憶して

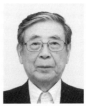

昭和32年卒
京都女子大学 元教授／京都市立病院 内分泌内科 元部長
新保愼一郎

　三宅 儀先生のことを何ひとつ知らずに第二内科に入局した。近寄り難い先生と思ったのは、最初に担当した骨髄腫の患者さんの回診で、担当医だった自分に一言の質問もなく、指導の岩橋嘉明先生との討論のみだったことがその印象を強くしたのかもしれない。

　赴任の話が出始めた頃、当時は結核、胃腸疾患が多かったので、せめて放射線の読影技術を修得しておきたいと思い、初めて教授室に足を踏み入れてお願いした。何をどう喋ったかは思い出せないが、先生は満面に笑みを浮かべ「よく分かった。福田 正教授にお願いしよう」の一言で、その後支障なく放射線科での研修が出来た。その時やっと、先生の柔和な一面にふれ得た。

　臨床の場では、大きな甲状腺腫をもつ褐色細胞腫の患者さんが入院した。回診で先生から「単純性甲状腺腫ですか、大きいですね」と言われ、「はい」とのみ答えてしまった。不勉強を恥じるが、Sipple症候群の病名は後日教示を受けて知った。無知の愚、そして診療に独断は許されないことを教えられた。

　深瀬政市先生には助手として指導を頂いた。最初の日、ご挨拶に教授室に伺うと、「君、アメリカに行くなどと絶対に言わないこと、まず臨床をしっかりやってほしい」との言葉を頂いた。以来あらゆる疾病に関心をもつように務めた。後年、その勉強が大いに役立ち感謝している。

　数年して、田中昭治先生と教授室に呼ばれた。深瀬先生から「京大の消化管診療が弱いので、今の研究をやめて君達二人で消化管の診療体制を作ってほしい」と。田中先生は「深瀬さんがそう命令したからにはやるしかないな」と言われたが、二人で開設の準備に着手したものの、何を手始めにするか悩んだ。間もなく医局解体の火の手があがり、紛争の最中に田中先生が体調不良で故郷へ去られ、計画は頓挫した。紛争後は深瀬先生も旧島根医科大学の創設者としてご多忙になり、何の話もなく過ぎてしまった。後年、先生のご病床をお見舞いした折、「よう来た」と喜ばれているお顔を見て、不手際のお詫びをしないまま辞したのは心残りであった。

　臨床の場ではCrow-Fukaseの病名を残した症例が印象に残る。西谷 裕先生が診ておられた症例で第二内科のClinical Conferenceに出された。司会の役だったので一通りの勉強はして臨んだが、討議者の井谷舜郎、山内立夫、大迫文麿3先生の緻密な論述に圧倒され、多くの質疑に司会者の不勉強と力不足を露呈して長時間になってしまった。

　後日この討議が『日本臨牀』誌に投稿されることになり、もう一度各先生方に討議内容の確認をし、その膨大な論議の整理に苦労した。出来上がった原稿が多頁になったが、「これで良いだろう」の深瀬先生の言葉でやっと肩の荷を下ろした。その後「Conferenceが他大学の先生方からも好評価を得た」との先生のお話を望外の喜びで聞いた。

　三宅・深瀬両先生との接点の一部を記したが、「第二内科」の呼び名とともに、その栄光も遠くへ去る。惜別の感が深い。

8 旧京大内科学第二講座入局の頃

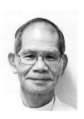

昭和34年卒
熊本加齢医学研究所 所長
泰江弘文

　私は昭和34年に京大医学部を卒業し、京大病院での一年間のインターン研修終了後、京大内科教室へ入局しました。当時、京大内科学は第一、第二、第三講座に分かれておりましたが、私たちの学年からは内科全般を知るほうがよいと話し合い、それぞれの教室の教授と掛け合って入局最初の一年間は全員、第一、第二、第三講座をそれぞれ回ることになりました。

　私が最初に回ったのは循環器内科専門の第三講座で、受け持たされた患者さんは心雑音と心電図異常のある18歳の女性でした。診断名ははっきりせず、ライターの助手の先生は首を傾げておられました。X線透視検査で心臓の動きを確かめようと透視室で一緒に観察したりしましたが、はっきりしませんでした。

　火曜日の助教授回診でははっきりするだろうと期待しておりましたが、助教授の鷹津 正先生も診察後もやはり首を傾げて診断名をはっきり云われません。いよいよ木曜日の教授回診です。多数の教室員を従えた教授の前川孫二郎先生は患者さんの胸に聴診器をあてるなり、「君ね、これは常識的にボタロー（動脈管開存）だよ」と言われました。助教授や助手の先生達は無言のままです。新人の私は、助教授や助手は心臓病の常識も持たない？　それとも教授は神様のように偉い？　などとあっけにとられました。

　当時は心臓カテーテル検査が導入されて年月も浅く、静脈穿刺で右心カテーテル検査をしていたようでありますが、この患者さんの静脈が細くてカテーテル検査専門の先生が何回試みても静脈穿刺がうまく行きません。結局、カテーテル検査は出来ず、患者さんは怒って診断名もはっきりしないまま退院してしまいました。

　今から思えば患者さんの病気は心房中隔欠損症と考えられますが、当時の医学レベルでは心房中隔欠損症はボタロー（動脈管開存）とは区別出来なかったものと思われます。この経験から第三講座へ入局し、循環器内科の専門医になろうとは全く考えませんでした。

　次に回ったのが二講座で、教授の三宅 儀先生は内分泌が専門でしたが、受け持たされた患者さんは難病の神経疾患、多発性硬化症でした。教授をはじめ先輩の先生方もはっきりしたご教示をして下さらず、病因も治療法も文献を調べても不明で、医者としては無力を感じました。

　最後に回ったのが第一内科です。血液専門の教室でしたので、朝から晩まで顕微鏡を覗いて血液検査をさせられました。顕微鏡の数が限られておりましたので、競争して顕微鏡を確保し、視力に左右の差のある私にとっては、長い間顕微鏡を覗くことは苦痛でした。

　一年間に三つの内科を回った後、同期の者はみな関連病院へ赴任しました。私が最初に赴任したのは愛媛県北宇和郡にある町立吉田病院（現・宇和島市立吉田病院）でした。内科医師は院長と私だけ、院長と交互に午前中の外来を済ませ、午後からは往診でした。検査室の技師は一人きりで、検血と検尿だけしか調べてくれません。内科の入院患者は一般病棟に20名、隔離病棟に20名余の結核患者さん。病院敷地内の宿舎に住んでおりますと殆ど毎晩、病院からのブザーで呼び出されました。

　医師免許取得後、日の浅い者にとっては大変なストレスでしたが、看護婦さんはじめ病院の職員は皆優しく大切にしてくれました。また往診先の家々では大変頼りにされて、帰りには方々

の家でミカンを袋一杯もらい、私の宿舎はミカンだらけになり、ミカンにはカビが生えておりました。ピンチヒッターとして半年ほど同病院に勤めましたが、私の医者人生の中で最も懐かしい思い出となっております。

その後、市立長浜病院や香川県立中央病院に勤めましたが、香川県立中央病院では第二内科ご出身の内科部長三木清春先生に大変お世話になりました。お名前と風貌、考え方などが哲学者三木 清に通ずるものがあり、この先達に巡り合えたことは大変幸運だったと思っております。

入局（大学院進学）は三木先生の影響もあり迷うことなく第二内科を選びました。入局当初の第二内科は三宅 儀先生が教授で、深瀬政市先生が助教授、西村敏夫先生、河野 剛先生と中野 裕先生が講師で、伊藤憲一先生、紺田 進先生、岩井一義先生、鳥塚莞爾先生および井村裕夫先生が助手であったと覚えております。

入局して最初の年に京都府立医科大学で西日本内分泌学会があり、学会に初めて参加させて頂きましたが、活発な討論が行きかうなかで、井村先生のご発言がひときわ切れ味よく説得力があり、強い印象を受けました。初心者である私には誇りと勇気が与えられ、学問への情熱を掻き立てられました。

教室の集談会のおり、河野先生、鳥塚先生、井村先生、西谷 裕、八幡三喜男先生ら先達の米国留学のご経験話も大変おもしろく、海外留学への夢を膨らませました。当時の第二内科には内分泌、糖尿病、血液、免疫、消化器（肝臓）、神経などの研究グループがあり、それぞれのグループの先生方のお話を聴くことは大変刺激になり勉強になりました。

現在、医学は専門化が進み、殆どの大学で内科も臓器別に分化しておりますが、高齢化が進み高齢者が病気対象の大部分を占めており、しかも高齢者は殆どが多臓器疾患を有する現状において、高齢者を診る医者にとって専門分化は医学の研究発展には役立つかもしれませんが、不十分な診療になっているのではないかとの危惧も抱いております。昔の内科学第二講座を思い起こすにつけ、時代の流れを感じております。

9 腎臓病とともに

昭和34年卒
医療法人財団博仁会 キナシ大林病院 名誉会長
大林 誠一

　大林家の家系図に、徳川中期の明和年間（1764-1771年）、大林彌八郎資重が医者一代漢方医として、いまの香川県高松市の鬼無地に住むと記載がある。小生で十代目となる。

　昭和37年4月、大学院に入学、三宅内科に進み、河野 剛講師、吉見輝也先生のもと、アルドステロングループで研究。大学院の同級生に、のちに熊本大学教授になられた泰江弘文先生、市立宇和島病院の院長になられた近藤俊文先生がいた。

　昭和41年学園紛争の最中、大学病院より香川県立中央病院へ、そして実家で病院を開業した。

　大学を出る時、井村裕夫先生より「大林君、僕も早くどこか他の病院に出たいよ」とうらやましがられた事が今も記憶に残っている。

　漢方が腎に効くとあって、開業した病院には腎疾患患者が中四国から集まり、腎生検・人工透析を四国で一番早く始めた。開業して2年目に第12回日本腎臓学会で発表、平成元年より腎移植を開始した。この間、日本透析医学会の評議員、香川県透析医会会長、香川腎バンク設立、日本サイコネフロロジー研究会世話人等を歴任した。

　開業後、ゴルフを始めたものの、ラウンド後に多源性心室期外収縮を頻発するようになったため、この頃から卓球を始めた。第9回医師卓球大会に初出場。平成5年には第1回ジャパンメディカルオープンに初出場、第2回の鹿児島大会では初優勝した。

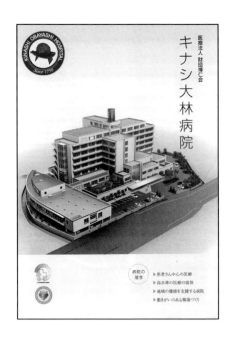

　現在、透析患者300名くらいで、金沢大学を卒業して新潟大学の下條文武教授の下で腎の勉強をした息子と働いている。京大から香川大学に来られた胸部外科の横見瀬裕保教授、泌尿器科の筧 善行教授、血液内科の門脇則光教授、眼科の辻川明孝教授と、多くの先生方にオペ・外来を手伝っていただき、感謝に絶えない。

　最後に。若い先生で、腎を勉強したい方を募集しています。

（2018年にご逝去されました。ご所属・肩書は執筆当時）

心のふるさと
第二内科は不滅です

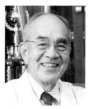

昭和35年卒
滋賀医科大学 名誉教授／医仁会武田総合病院 名誉院長
森田 陸司

　ノイエヘレン中病舎での最初のライターは祖父江 鮮先生でした。患者は溶血性貧血で、私が苦労して所見をまとめて報告すると、祖父江先生が既に何もかもご存じなのには、全く驚嘆しました。中病舎では高山英世先生、岩井一義先生に医師のあり方を教えていただきました。

　赴任した和歌山日赤第二内科の羽山恒人先生には、優しく厳しい教えを受けましたが、殊に血液学の専門家として、血球標本の読み方を徹底的に仕込まれ、それが後に、私が甲状腺組織像を読む際の大きな助けとなりました。羽山先生は臨床の師です。

　第二内科には同期18名が入局しました。大学院では鳥塚莞爾先生率いる研究室に属し、テーマは「慢性甲状腺のヨード代謝と組織像の対比」でした。

　鳥塚先生は話に興が乗ると、寄りかかっていた机の上に乗り上がり、胡座になり、靴下を半分脱ぎ、饒舌になるのがご機嫌の良いときの癖でした。

　以後、夜も昼もない実験三昧の生活になりましたが、地下RIで懐かしい事の一つは、夜中も実験していた常連の先生方は、夜8時頃になると、私の作る夜食を待ちかねておりました。ステーキを焼くのが私の役目でした。

　皆と一緒に賑やかにそれを平らげると、それぞれ又仕事に戻ります。この夜食には鳥塚先生

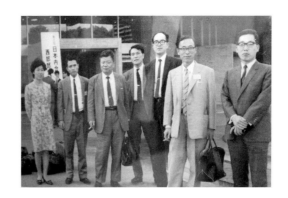

もご一緒でしたし、稲田満夫先生、浜本 研先生、浜田 哲先生、森 徹先生、中川 毅先生、藤井一男先生、小西淳二先生も常連でした。

　これは内緒の話ですが、あるとき、鶏肉を焼いていたのですが、冗談に「今日は雉の肉です」と告げましたところ、「流石に雉は旨いね」とか「ちょっと鶏に似ているね」と盛りあがってしまいました。いまさら、鶏と言い出せず、とうとう雉で通してしまいました。皆さんは今でも雉を召し上がったと思っておられる事でしょう。

　その他にも色々な思い出がありますが、その時期に私は研究の原点に触れ得たような思いがしていました。そして、それが以後の私にとって大きな糧になったと思っています。

　第二内科は私の心の故郷です。大きな包容力で温かく包んでいてくれました。第二内科は不滅です。

11 医師としての生家・第二内科

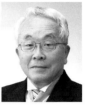

昭和36年卒
しずおか健康長寿財団 理事長
佐古伊康

　私の第二内科在籍期間は、公式には昭和37年4月から昭和43年3月までの6年で、4年間が大学院生、2年間が副手（3ヶ月が学内、1年9ヶ月が京都市立病院伝染病科医員）である。その後、昭和43年4月に新設の老年医学教室に助手として移ったので、そちらが婚家ということになる。

　平成26年4月には婚家がお取り潰し、平成27年4月には生家がお家断絶となり、京都大学の拠点がなくなってしまった。

　しかし、私の財産は研究室時代に同じ釜の飯を食った仲間である。それがご縁で、付き合いは後輩が活躍する糖尿病・内分泌・栄養内科、神経内科、腎臓内科、循環器内科等、多くの診療科に拡がっている。

　学生時代には循環器に興味があったが、前川内科出身の蹴球部先輩から、幅広く内科学を修得できる三宅内科に行くことを勧められた。お陰で、平成元年に聖護院病院を離職後、静岡県立総合病院副院長・院長、医仁会武田総合病院院長、(国法)京都大学の初代理事(病院担当)等を経て、現在、しずおか健康長寿財団理事長をさせていただいている。ついでながら、過去には第二内科の関連病院であった丹後中央病院でも、パート医師として地域医療に携っている。

　かつて、第一内科と第二内科には、関連病院での臨床経験を経た後、大学院に応募するという不文律があった。

　昭和37年、同級生の沢田英夫、松倉 茂の両君と、インターン修了と同時に第二内科受験の願書を提出した。三宅 儀教授は、口頭試問で「君達を採るつもりはない、何しに来た」と言われたので、「受験要項には抵触する記載がないので、試験の腕試しです」と答えた。

　入学の挨拶に伺うと、憮然として「私は採るつもりはなかったが、教授会の意向で採った」と言われた。前記の不文律打破の先駆けにはなったが、急いては事をし損じるの喩え。縷々経緯があったようで、最終学年早々に書き上げた論文は殆ど無修正のまま先送りされ、深瀬政市教授によって博士号をいただくことになった。

　研究室では、岩井一義先生の副腎グループで、下垂体副腎皮質系の刺激及び抑制に関する研究に携わった。内科研究棟1階東端に位置して、夏は暖房・冬は冷房の研究室では、真冬の実験は達磨ストーブに石炭を投入することから始まる。尿中17-OHCSの抽出には精製された有機溶媒が要る。ある日の夕刻、地下室で精製中に加熱用菜種油が発火した。早期発見で事なきを得たが、始末書を書いた余禄で当時垂涎のマントルヒーターを入手した想い出もある。

　私が入局した年に助手になられた井村裕夫先生には、爾後、井村組準構成員として随所で何かとお世話になっている。静岡との縁は、内野治人医学部長に井村教授から推薦をいただいた医学部人事である。当初、3年間という約束であったが、教授室に出発の挨拶に伺うと、「静岡は余程良いところみたいで、先輩が皆帰ってこないんだよ」と。お言葉どおりの静岡に活躍の場をいただき、「健康寿命日本一の静岡県」に寄与できて感謝している。

12 時代の流れ

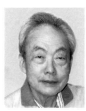

昭和38年卒
おおせこ内科 院長
大迫 文麿

　私は学生時代から内科を専攻しようと思っていました。特別深い思想性をバックに内科を選ぼうとしたわけではなく、漠然と「人間全体」をみる医者になりたい、それなら内科医だろうと考えていたからだったと思います。

　入局してまもなく、新入医局員歓迎会が開かれました。三宅 儀先生（当時内科主任教授）が挨拶で、「英国では内科医だけが"Physician"と呼ばれ、他の科のお医者さんとは区別されている。というのは、内科医は、からだ全体をみることはもとより、人間全体をみなければならないからである」と述べられました。先生のお話は、私が学生時代に"人間全体"をみる医者になろうと思ったことの、有力な支えになりました。後になって、William Oslerの、"内科に求められるものは、scienceとartである"という名言があることを知り、「Oslerからも私の学生時代の考えが支持されていたのだ」と勝手に思い、有頂天になったものでした。

　科学と心とが渾然一体となった内科の内容を常に患者に伝えることは難しい。というのは、患者にある時は科学優位で、ある時は心優位で向かわざるをえないことがよくあるからです。

　ただ、科学と心の内科を実践するに当たって一番大事なことは、科学が優位である時でも心があるということを、また、心が優位である時でも科学があるということを、いつも忘れないことだと思います。

　20世紀の科学の発展は内科領域にもその恩恵を大いに与えてきました。物ごとを可視的・計量的に分析してゆく科学によって、次々に内科の難題が解決されてきました。その結果、内科の科学の部分がその領分を広げ過ぎて、元々その科学の部分と渾然一体となるべき心の部分が著しく小さくなってしまいました。この二つの部分の間に不均衡が生じることになります。

　この不均衡を改善するには領分を広げ過ぎた科学部分を、内科から一部、分割・分離させなくてはならなくなりました。この分割・分離されたものはsubspecialityの科として誕生しました。

　現在、内科を名乗る多くは、単にsubspecialityの寄せ集めになってしまっているだけで、科学と心がバランスよく配置された内科ではなくなっています。

　科学と心がバランスよく融合された内科が、その均衡を徐々に失っていった理由のもうひとつが、皮肉にも、内科の長を選ぶ方法の中にあったのではないかと思っています。その長を選ぶ際に一番重視されたものは、可視化・数量化できる科学的な材料であり、可視化・計量化出来ないものは軽視されがちになってしまいました。

　ところが、一旦ある人が長になると、その人に要求されることは、内科の科学部分の実践であり、同時に心の部分の実践でもあります。内科の長の選考時に重点が置かれるポイントと、現実に長としてその人が活躍する時に重点が置かれるポイントとの間に乖離が生じることになります。この乖離が大きければ大きいほど、その内科の寿命は短くならざるをえないでしょう。

　私は、内科における科学は、更に発展して私たちに幸福をもたらしてほしいと願っています。同時に、いかなる科学の発展とも手を携えて歩めるだけの内科の心を、倦まず弛まず維持し発展させなければならないでしょう。

　心が科学に負けてはなりません。負けてしまうと、素晴らしい科学さえもその真価を発揮で

きずに崩壊してしまいます。科学と心は、時に対立もしましょうが、基本的には切っても切れない関係にあると思います。その科学と心が相まって、内科の生命が永遠に伸び続けてゆくものだと信じています。

最後に、私は京大の第二内科に昭和39年入局して以来、53年間公私に亘っていろいろな先輩、同僚、後輩に陰に陽にお世話になってきました。そして、皆様の素晴らしさにも触れ、アホさにも触れ、大変啓発されました。本当に心から感謝いたしております。有難うございました。

現在、私は一開業医として細々と医療を実践しております。その基礎には、第二内科で、また第二内科に関連した諸々の場所で、学んだこと、経験したことが山ほどあり、それを糧に、それを誇りに仕事を続けられていると思っています。今も、第二内科で培った内科医魂が私の中で脈々と流れ、生きていると強く感じております。

私の卒後臨床研修

昭和39年卒
杉田玄白記念公立小浜病院 名誉院長
小西淳二

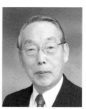

　私は昭和39年卒で、京大病院にてインターンをし、翌年に第二内科の大学院に入った。ご承知のように、問題の多かったインターン制度は大学紛争の因になり、昭和43年に廃止された。ところが、それ以後36年間にわたり、卒後研修が努力規定となったため、総合的な臨床研修はないがしろにされ、卒後すぐに専門医を目指すことが助長された。その弊害は大きく、ようやく平成16年に至ってプライマリー・ケア重視の新臨床研修医制度がスタートし、2年間の臨床研修が義務付けられた。

　本稿では、私自身の臨床研修時代の思い出をたどり、所感を述べたい。

インターン時代

　当時のインターンでは、重点科目を選択することができ、私は内科に半年いた後、興味のあった眼科と麻酔科を3ヶ月ずつ回った。第一内科では中村 徹先生、第二内科では吉見輝也先生がライターであった。自主性に任せる当時のインターンのこととて、あまりライターとの接触もなく、「適当にやっとくように」という感じで、特に印象に残る患者もいなかった。第三内科では誰がライターだったのかも覚えていない。それでも、第二内科の1階の詰所の裏の検査室で、血算、尿糖や黄疸指数を自分で測っていたことは忘れられない。

　眼底検査ができるようにと選んだ眼科は魅力のある領域で、熱心に指導を受けた。この頃桂の眼科医院へアルバイトに行き、眼洗いにも慣れていた。塚原 勇助教授や雨宮次生先生から勧誘を受けたが、暗室での詳細な眼底検査で大事な視力にあまり自信がなかったこと、教室には家が眼科医という人が多いことなどから、最終的にはより幅広い内科の自由度を求めた。後にバセドウ病を研究することになり、眼球突出の評価などで、眼科での実習が役に立った。

　麻酔科はハロセン麻酔の全盛期で、挿管や麻酔管理の経験を積んだ。これも、後に甲状腺班で森田陸司先生が自ら執刀して橋本病の甲状腺手術をしたことがあり、麻酔医不足で手術が出来ない時に、手伝いに出動して多少のお役に立てた。

大学院時代

　昭和40年度は三宅 儀教授の最終年度であった。この年は、関連病院への赴任を終えた先輩達と一緒に（幸か不幸か）インターンを終わったばかりの我々も赴任なしで、大学院を受験できた。入学式に行ってみると他の診療科でも同じ傾向があると見えて、脳外科のような特殊な科の大学院にも同級生が入っていた。

　大学院に入学して三宅教授から頂いたテーマは「バセドウ病のI-131療法に関する研究」という、患者さんの治療に直結したものであったことだけは、幸いであった。恩師の故鳥塚莞爾先生が同位元素診療部の助教授になられた年で、直接の指導は森 徹先生から受けた。

　まともな卒後研修抜きで入った大学院生であったが、常に関連領域の患者さんを一人だけは受け持つことになっていたので、1日1回は病棟に顔を出した。それ以外は、もっぱら研究室で過ごし、LATSの測定を中心に研究を始めた。

　昭和43年頃に、甲状腺機能低下症で飛騨高山から入院してこられたMさんを受け持った。治療で見違えるように元気になって帰られたのが印象的で、以後も年賀状を交わしていた。平成

27年10月に高山を初めて訪ね、タイムスリップしたような古い街並みの中で、Mさんと47年ぶりに会うことができた。入院当時23歳の妙齢の若女将だったMさんも70歳になったが、お元気で、ご主人とともに飛騨牛のステーキハウスに招いてくれた。経営していた料理旅館は手放したそうだが、お姉さんのいる京都にはよく来るよしで、毎年、南座の顔見世を見、謡と小鼓を趣味にしているというお洒落なお女将さんである。

さて、大学院在籍中に始まった大学紛争のため、入局者が途絶え、いつまでたっても教室の忘年会では末席であった。そのうち、遂に研究室が封鎖状態となり、週に1回の教室会議に出るだけとなった。

米国での臨床研修

それまで経験したことのない暇な日々となったので、アメリカ留学を検討し始めた。もともとは研究留学するつもりであったが、指導を受けてきた森 徹先生が留学中のStanford大学の研究室のポジションはまだ1年先となっていたので、インターン中に取得していたECFMG合格証を活かし、ひとまず臨床研修をしようと思い立った。

その頃、義兄の稲本康彦医師（一内）がN.Y.州Rochester市のUniversity of Rochesterの教育病院、Genesee病院でMedical Internをしていたので、同じRochesterにあるRochester General HospitalのStraight medical internshipに応募した。既にマッチングの終わったあとだったが、稲本医師からの推薦状があったお陰か、面接もなしで、幸いにも採用された。同じ病院のMedical internに京都府立医大卒の山下 孝医師が1年前から居て評判がよかったことも採用の一要因であったかと思う。同期のMedical internは8名で、外国人は私とインド人の2人のみ、その他は米国の卒業生ばかりであった。

1970年6月末に到着して、病院構内のレジデントハウスに落ち着き、病院へ挨拶に行ったら、当時の研修担当の外科医Dr. Thomas Casyの最初の質問が "Can you speak English?" だったのには驚いたが、さすがにアメリカは合衆国というだけに、外国人だからという甘えは全く許さ

れない。

7月1日午前8時より始まったインターン生活は厳しく、初めから患者の数も当直も全て米国の卒業生と同じだった。毎日、25床一単位の病棟の患者を分担して受け持つ2人のインターンと、指導する一人のJunior residentの3人のチームは共に行動するが、朝の受け持ち患者の回診とAttending Dr.（指導医）によるカンファレンスとの間のコーヒーブレイクにも、忙しくて3ヶ月くらいは行けなかった（これまでその習慣がなかったので、当初は皆がブレイクを取っていることさえ気付かなかった）。

1日おきに入院当番となり、当番の日は午後10時までの勤務となる。実際は10時ギリギリに入院患者がERから上がってくると11時まで入院処理にかかってしまうこともあったが、後に述べるような夜勤専門の期間が設けてあり、当時ニューヨーク市で問題となっていた24時間連続勤務といった過酷な勤務はなかった。入院当番でない日は午後5時で解放される。入院当番の日にベッドが空いているとどんどん入ってくるため、その日には、なるべく帰さないようにしなければならない。

受け持ち患者数は、10人から15人くらいの間で変動する。既にその頃から在院日数は6-7日だったので、毎日平均2人が退院し、入院日には3-4人が入院してくる忙しさとなる。内科の100ベッドは専門別ではなく混成で、専門に入って勉強を始めた2年目のSenior residentがコンサルに応じて回診にきて、専門医とともに指導記録を残してゆく。

2人のインターンと指導するJunior residentの3人はAttending Dr.と毎朝、新患の検討などのカンファレンスを持ち、Bed-sideでの指導も受ける。Attending Dr.は大学とのDouble appointmentを持つ専門医であるが、臨床に関しては専門に限らず広くdiscussionできる能力を持っているのが素晴らしい。何年かごとに教育病院でAttending Dr.になることが義務付けられているので、臨床では広く対応できる能力を保っていなければ、務まらない。ここが我が国の内科での専門医との大きな違いである。

その他の特殊勤務として、ER勤務（2週間ずつ2回）やCCU勤務2週間、それにnight floatが

あった。これは内科全体を預かる当直で、午後
10時から午前8時までの連続夜勤、2週間ずつ2
回。昼過ぎまで遊んで、午後から寝る生活となるが意外と楽。何もなければ当直室で寝られるのだが、慣れないうちは電話では状態がよくわからないので指示が出せず、いつも診にゆかねばならないのが苦労であった。意外に思われるかもしれないが、一番楽な勤務はCCUであった。入院患者はCVDと決まっているうえ、EKGを読める専門ナースが付いていて、決められたプロトコルに則り処置までやってくれるからだ。

しかし、Ventricular tachycardiaの頻発には手を焼く例があった。昼間、院内で患者の急変が発生するとBlue alertと称する緊急招集がかかるが、その度に手の空いているスタッフは階段を駆け上がり駆けつけるルールである。原因は、当時の日本と比べてダントツに多かった肺塞栓であった。そのほか重症になるのは、肥満と強度の肺気腫による呼吸不全、糖尿病性acidosisなどであった。ERでは心筋梗塞と肺炎、少年の急性アルコール中毒、止まらない鼻血、耳垢による難聴、爪下出血などのあらゆる処置、自殺の恐れのあるうつ病患者への対応などが印象に残っている。

当時のRochester市の失業率は全米で最も低く、銃器による事故には幸いにして当たらなかった。Rochester市にはイタリア人街があり、年配の患者には英語が通じないこともあり、通訳を介しての診察が必要となる。ERへ来た患者のうちPrivate physicianを持たない患者には、少数ながら、外来でのフォローもした。何人かのインターンの外来診察を担当のAttending Dr.が外で待機して指導していた。

冬は厳しく、2回ほどSnow stormで次のシフトのスタッフが出勤してこれず、延長勤務を続けるという緊急事態があった。こんな時のためというわけではないが、いつもレジデントコーナーには軽食と果物やドリンクが備わっていた。

忙しいが効率的に内科医を育てるシステムが出来ていると感じた。この1年間の経験は臨床経験の乏しかった私にとって得難いもので、日本の病院での3年分くらいの経験はできたと思う。以来、飛行機の中で急病人が出た時の呼び出しにも応えることができるようになった。今ではもう無理だが……。

というわけで、臨床は1年で切り上げ、1971年7月からは、Stanford大学核医学科のJoseph P. Kriss教授のもとに留学しておられた森先生の後を引き継がせていただき、再び研究を再開した。

まとめ

アメリカの卒後研修の体制には今なお追いつけない我が国であるが、平成16年から新医師臨床研修制度が始まり、マッチング制度が導入されたことは画期的な前進であった。そのために医師の大学離れが起きたことで、早くも元に戻そうという動きもあるようだが、実態として、忙しくて卒後教育に時間を割けない大学病院から市中の教育病院へと研修医の比重が移ったことは良かった。

また、2年間のローテイト研修は若手医師に不可欠である。インターン制度の廃止後36年間、専門診療科に直ちに入れたために、全科当直の出来ない専門バカの医師を作ってしまったことを忘れてはいけない。地方の病院では、放射線科をはじめ、眼科や耳鼻科まで、「全科当直」を拒否する事態が起こっていたのである。

本当の意味で良い専門医を育てるには、早い時期にできるだけ幅広い臨床研修を受けさせておかなければならない。内科学会も新しい専門医制度では、2年間にわたり、内科全般の研修を義務付けることになっている。若い人たちの専門医指向はまだまだ根強いが、超高齢社会を迎えて徐々にでも、新たにできた「総合診療専門医」など幅広いコースに入っていく人が増えることを期待している。

14 昭和40年代 大学紛争の時代に卒業して

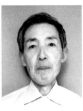

昭和42年卒
旧NTT京都病院 元副院長
池原幸辰

　全学連、全共闘、青医連の時代（昭和35年、樺美智子氏死亡）を生きたので、その一端を記す。
　卒業は昭和42年3月、インターン研修始まる。43年、医局解体等の青医連運動で5月、国試ボイコット決定。団交等は頻回あり研修もあまりできなったが、43年秋に医師免許取得。44年、東大は安田講堂事件で入試中止。関東方面から京大医学部入学の学生もあり（50年卒の先生）。
　閑話休題、全共闘の中でもT大のY氏は当時の事は沈黙*。平成2年、東大生KはY氏お勤めの予備校へ出かけて面会拒否され、後にK氏は紛争をまとめ講談社から出版。卒後は某新聞社入社、現在も勤務。一方、Y氏は紛争問題と無関係に勤め、本も数冊書かれ『磁力と重力の発見』3巻で大佛次郎賞を授与された。私も宮村正美先生からお借りして読ませてもらった。
　44年4月から各自で研修先を選択し出向。私は同級生3人で大阪の某病院へ面接に行き、院長から君達は某教授を監禁したのかと詰問された。自身は大津市民病院へ。特別な研修はなく一般内科にて修練。暫くして胃の透視・内視鏡は内科部長の紹介で週1回、大阪赤十字病院で教えてもらった。46年4月、清水達夫先生の推薦で大阪赤十字病院に就職。内科疾患の実地を教わる。
　この時代は血清肝炎（主に輸血後）で、特に大阪には家族性も多く（B型ウイルスは47年、A型は48年、C型は63年に検査可能となる。それまではnonA, nonB）、常時40～60人くらいの肝疾患での入院、点滴があり、肝生検、腹腔鏡も毎週教わった。途中、肝臓の組織に関しては清水先生紹介の旧京都鉄道病院で市田文弘門下の馬庭 熙先生から教えていただいた。
　その後48年4月、同級生の紹介で京都南逓信病院へ就職。午後から（週5日）は清水先生出身の第二内科肝臓班伊藤憲一先生門下研究生となった。

伊藤先生、中川先生に「実験、研究とは何か。始めは追試、模倣もあるが、仮説、構想を立てることが大切である」と薫陶を受けた。
　狭い研究室（104研）ながら講師の伊藤先生以下、助手の中川 潤、玉井義朗、中野 博、佐野萬礎壽各先生も研究されていた。毎火曜日の夜は遠方からの先生も加わり15人程で文献読みもあった。
　研究は当初Boyden Chamber assay利用の白血球のChemotaxisを各種疾患について行った。肝臓学会では必ず7、8人が発表。104研の演題には他施設からよく質問があった。学会は知らない都市へ行けるのが楽しみであった。また土曜日午後、製薬会社の方との野球の試合をしたこともあった。
　研究は途中から深瀬政市教授の援助も受けた。HLA検査をすることになったため、中川先生紹介の県立西宮病院で辻 公美先生から検査法などを教わった。後に辻先生が教授になられた東海大学へも中川先生の御伴で行き、HLA検査法のP. Terasaki教授とも面会、歓談した。
　京大では自己免疫性疾患、肝疾患、ベーチェット病（眼科）ほか多数の患者さんについて調べた（700余例）。昭和51年にはフランスでのHLA学会にも参加できた（中川先生発表）。この年、論文提出。その後、中川先生は宇多野病院へ転勤されついていった。厚生省特定疾患難病の宿主要因に関する調査研究班（渡辺 格教授）で自己免疫疾患集団調査等にも参加。
　55年、中川先生が退職され開業後、自分もNTT京都病院へ戻り、平成13年、定年前に深田久弥の日本百名山を目途、退職した平成19年8月2日、穂高岳（奥穂、前穂）登頂にて百名山完登す）。
　京都大学糖尿病・内分泌・栄養内科の発展を祈ります。

＊Y氏は東大闘争回顧として、『私の1960年代』を平成27年9月に発刊された。

15 第二内科時代の思い出

昭和42年卒

石丸 博明

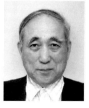

　関東に住み始めて39年目になりました。今回、改めて京都大学第二内科時代のことを思い浮かべてみました。卒後研修時代に第二内科をローテイションしている時、何かの切っ掛けで井村裕夫先生に声をかけて頂き、病棟近くにあった芝蘭会食堂で昼食したことを記憶しています。

　また、井村先生が神戸大学医学部教授から京大に戻られた頃であったと思いますが、小生がいろいろな方の世話になりながら聖マリアンナ医科大学第一内科に入職した時に、当時同大学第一内科の教授で学長もされていた戸栗栄三先生から井村先生に問い合わせがあり、その前後井村先生に励ましの言葉を頂いたことを記憶しています。聖医大では小生の力不足はありましたが、20余年定年まで同大学に在職しました。

　昭和46年4月第二内科（深瀬内科）で伊藤憲一先生が主催する肝臓班に所属することになりました。4年間同班で過ごしましたが、私は深瀬先生と知り合いの患者の入院担当医になることが比較的多かったように思います。最後の1年の時、肝臓班104研の前にある研究室で、第二内科に戻られた中尾一和先生が実験を開始された姿を今でも思い出します。その後中尾先生は、井村先生の後継者として教授に就任されました。

　昭和44年7月、京大病院研修後に私は静岡市立静岡病院に赴任しましたが、その時、後日熊本大学循環器内科教授になられた泰江弘文先生が米国から帰国され、同病院に就職されました。心臓外科と提携し深夜を厭わず研究され、提案された不安定狭心症を英文で発表するのだと目を輝かせて話しておられたことを記憶しています。

　その他、肝臓班に所属してまもない頃、第二内科の症例検討会で昭和43年卒で星野血液班の坂根 剛先生とマラリア罹患患者などの症例検討で議論を行ったことがあります。坂根先生は後年島根大学から聖医大に転職して教授になり、過激に仕事しすぎたためではないかと思うのですが、学会講演後に60歳前で急性心筋梗塞で亡くなりました。一時持ち直したと思われた時に見舞いに行き、その時の涙が忘れられません。

　個人的なことでは、104研時代は学位を取るための実験研究を行いました。研究は当初、四塩化炭素でラットに肝障害を起こさせ、T細胞の刺激作用があるCoAを添加したものとしないものによる肝線維化への関与を検討するもので、ラットの皮膚処理では中野 博先生の指導に感銘を受けました。しかし、この実験は上手くいかず中止しました。

　その後、伊藤先生や中川 潤先生の指導を受け、免疫分野に関与することになりました。当時臨床的に測定が可能となったT細胞とB細胞を肝疾患で測定するというものでした。各種肝疾患で特に肝炎ウイルス性疾患で算定し、肝炎の病態を検討しようというものです。結局それが医学博士学位の取得につながりました。半年で大体の方向性が決まり学会報告も行い、1～2年で学位用の論文を書き上げました。

　肝炎ウイルスに関しては、小生が大学卒業後まもなくB型肝炎ウイルスが発見され、平成元年にはC型肝炎ウイルスの測定が可能となり、ウイルス性肝炎の分類が明確にできる時期と一致していました。そのような状況で、ウイルス性肝炎の病態解明にT細胞サブセットの面から検討してきました。それは聖医大定年退職までのモチーフとなりました。

16 回想「いわゆる四四」

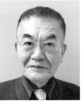

昭和44年卒
医療法人早石会早石病院 リウマチ・膠原病センター センター長
竹内 孝男

　早石病院リウマチ・膠原病センターに勤めて早10年半になろうとしている。大阪赤十字病院に31年間勤務し、定年退職後に地続きの早石病院に赴任した。

　当院は、学生時代に医化学を教えて頂き、またノーベル賞候補に何回もなられた早石 修教授（その門下の本庶 佑先生が、2018年ノーベル賞を貰われた）の兄上が昭和15年に開設された病院で、現在は早石 修先生の甥御さんにあたる早石 誠先生が理事長、誠先生の弟さんの早石雅宥先生が副院長である。

　私達の学年時代後半は医学部紛争が一番激しい時期で、私の記憶では、社会人から入学して私達より10歳近く歳上だった同級生、および日本にまだ返還されていなかった沖縄からの留学生だった同級生を除いて、私達の学年は殆どが卒業を一年遅らせた。従って私達は「いわゆる四四」とは言っているものの、昭和45年3月卒業で、一学年上は昭和43年9月、一学年下は昭和45年9月卒業なのである。時計台での卒業式もなく、医学部事務室に各自が卒業証書を貰いに行ったことを思い出す。

　私達の学年のクラス会は、「獅子会」と名付けられている。その名前のせいでもないのだが、早い時期から物故者が多い。最近になって前後数学年も亡くなった方が多くなってきて、「芝蘭会」名簿を見てもあまり目立たなくなったが、10年くらい前までは亡くなった人数で圧倒的に私達のクラスは多かった。

　また、「いわゆる四四」は、エリートコースを真っすぐに歩くことさえ罪だと言われたあの激しい医学部紛争の最中に卒業したわりには、京都大学以外の大学で教授になった人は多い。京大で教授になったのは胸部外科の和田洋巳君一人だけだった。

　多感な年齢のあの時期に、ああした医学部紛争を好むと好まざるとに拘らず経験したことは、ちょうどその時期に母を亡くし、あまり積極的には動けなかった私だったけれど、長い人生にとっては、人間に幅が出来、結果的に有意義だったのではないかと、75歳を過ぎた今、考えたりしている。

　最後になりましたが、旧第二内科104研究室（肝臓グループ）故伊藤憲一先生、佐野万瑳壽先生をはじめ、皆々様に、私をここまで育てて頂いたことに対して、心から感謝致します。

第二内科時代の思い出

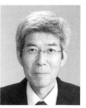

昭和48年卒
大阪赤十字病院 名誉院長
隠岐尚吾

　第二内科に入局したのは、40年あまり前になります。井村裕夫先生が第二内科の教授に就任された昭和52年4月に、同級の中尾一和君と二人で最初の医局員になりました。

　大学紛争で半年遅れの昭和48年9月に医学部を卒業し、1年余り大学で研修をした後、神戸の神鋼病院に赴任していました。その当時、大学医局というものがどういうものであるか、まったく分かりもせず迷っていた私に、「井村先生の下で勉強するのが一番良い」と強力にすすめてくれた赴任先の上司の一言がきっかけでした。

　当時井村先生がおられた神戸大学の新設の講座は、若い有能な教室員で活気に溢れていました。先生に会うために、大学へ通じる冬枯れの坂道を緊張して登って行ったことをよく覚えています。先生は40代の中頃だったと思います。実にフランクにお話しされ、私の気持ちも解放されました。それまで内分泌疾患などほとんど診たこともなかった私が、その後研究論文を書き、内分泌の臨床医として一生過ごすことになったのですから、人生の転機などどこにあるか分からないものだと思います。

　教室では中尾君と机を並べて研究生活をおくりました。井村先生には実験やデータ検討、雑誌会にも参加して指導していただきました。大阪赤十字病院に赴任してからも、難しい症例の相談に教授室に伺ったこともあります。研究室には次々に優秀な後輩が帰ってきて、大学に在籍した時間は短くても濃密な時間でした。医師になりたての研修医の時とは違った、未知の得難い経験であったと思います。

　先生がその後、日本の医学界、大学界を代表する立場になられ、我々が入局した時と変わりなく、今も元気に活躍されておられることは、我々にとっても誇りであり、先生と同時代人であったことは本当に幸運だったと思います。

　第二内科には、長い伝統で培われた内科の各分野の専門家がたくさんおられ、専門の異なる先生方と同じ教室で出会えたことも貴重な経験でした。第二内科は大内科制時代の医局の良さがあったと思います。中尾君が井村先生を継いで、幅広く研究者を育てていくのも頼もしく見ていました。当院にも若い先生方が赴任してくれて、第二内科との縁も長く続きました。長い臨床医生活をふり返って、人との出会いはまったく偶然であったと思うばかりですが、我々はその偶然に恵まれたと思います。

　内科が専門分化し、多くの大学の内科が大学院化しました。研究や人材確保のために必要であったと思いますが、最近は、疾病構造が大きく変わり、医療制度改革が進められています。内科医には幅広い内科の基礎知識の修得が求められています。また、新研修医制度以降、大学の医師派遣の機能は弱まりましたが、復活の動きもみられます。医局制度の是非とは別に、医師は生涯の研鑽が求められる仕事であり、医師の配置とキャリアアップを考えることは非常に大切です。時代に合った内科教室のあり方を再考する必要があるかも知れません。

　第二内科同門会の解散は残念ですが、第二内科の持っていた役割は今も大きな財産であったと感じています。

18 ふりかえって思い出すことなど

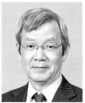

昭和51年卒
奈良県立医科大学 糖尿病学講座 教授／医師・患者関係学講座 教授
石井 均

　私は昭和45年に京都大学医学部に入学、昭和51年に卒業した。入学のころは大学正門前などにバリケードが築かれていた。学部の6年間は理想とする医療や医師像について考え続けていた。そして卒業後は神戸中央市民病院で研修をした。救急医療に惹かれたからだ。しかし、それは予想をはるかに超えるたいへんなものだった。

　何を専門にするか決められずに、3年を過ごしていたところ、当時内分泌内科部長だった森 徹先生から大学院の第二内科に進学することを強く勧められた。内分泌学とその診療が自分に向いているか、本当に好きか、迷いはあったが、先生を信頼して決めた。

　大学院では稲田満夫助教授ご指導のもと、甲状腺ホルモン代謝の研究に従事した。西川光重先生がリーダーだった。田中 清先生、真尾泰生先生らと実験を続けた。他の研究室の先生方にもいろいろ教えていただいた。この場を借りて深く感謝したい。

　5年目に医学博士号を授与され、留学も勧められた。決まるまでの間ということで天理よろづ相談所病院に赴任した。結果的にはそこで30年勤務することになった。後半は辻井 悟先生にいろいろ助けていただいた。

　天理では臨床がすべてであった。疾患としては糖尿病が圧倒的に多かった。しかし、糖尿病の診療は、内分泌疾患のそれと大きく異なっていた。糖尿病では、患者さんの考えや行動が治療結果を左右する大きな要因であった。食事、運動や服薬、自己注射など方法を伝えることはできるが、やるのは本人である。それまでの診療は主に疾患を対象としていた。しかし、糖尿病では"ひと"を対象としなければならないことに気づいた。つまり、糖尿病をもつ人の考えや行動がどう変わるかが問題である。

　その方面の専門家を探し続けた末、ジョスリン糖尿病センターにメンタルヘルスユニットがあり、心と行動の問題を専門としていることを発見した。部門ディレクターであった精神科医アラン・ジェイコブソン先生に直接手紙を書き、受け入れていただけることになった。服部正和先生がいろいろお世話してくださった。

　ジェイコブソン先生は毎週、私が持っていくテーマ（例：アドヒアランス、QOL、行動療法、悲嘆……）に沿って、即座に、概論、糖尿病に特異的な事項、テーマに沿った症例提示、の様式で講義してくださった。留学後半では、過去の患者さんとの会話を思い出して書き出し、それをもとに、心理療法の基本的な考え方や応答の仕方の訓練をしていただいた。

　帰国後、ADAから出版された初めての糖尿病心理学専門書"Practical Psychology for Diabetes Clinicians"の翻訳を、中尾一和教授にご支援いただき、第二内科の先生方とともに手掛けることができた。井村裕夫先生には「臨床医学の基礎をなすものは、医師－患者の人間関係である」という言葉で始まる刊行の辞をいただいた。

　その後は、「患者心理を基本にした糖尿病治療」という領域の成熟化に取り組んだ。その過程で、河合隼雄先生や京都大学教育学部の先生方と出会い、深化し、「糖尿病医療学」という、まさに「医師（医療者）－患者の人間関係」を主題とする領域を追究することになった。

　医学生のころ思い描いていた医師になれたかどうか、大学院のころに今の自分を想像できたかどうか、そんなことを想う日々である。

医学と医療、そして医者

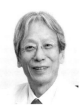

昭和52年卒
医療法人吉政会よしまさ内科クリニック 理事長
吉政康直

　大阪府吹田市医師会の70年記念誌（2010年）に、「私の還暦」と題して寄稿しています。そこでは、私の人生での第二内科が一つの主題になっています。以下の文章は、それに加筆したものです（2015年）。

　私は今年で還暦を迎えます。私の友人が「来てみれば さほどのこともなし 60歳」と詠みました。素直な川柳ですが、60年の歳月がこの川柳の底にあるようです。

　私は兵庫県高砂市に生まれ、地元の高校を卒業し、京都大学文学部に入学しました。高校時代の恩師は、当時の東京教育大学の英文科を卒業され、先生からは英語ばかりでなく、英文学や哲学を教えていただき、大変影響されました。同じ年代の方々は記憶に焼き付いていると思いますが、全共闘運動が吹き荒れており、東京大学の入学試験が実施されなくなり、私たちの世代の多くが進路の変更を余儀なくされました。

　その精神的な動揺は数年続いたのでしょうか。私はもう一度進路を変更しました。神戸大学の医学部に再入学したのです。観念的な学問から実学へということでしょうか。在学中に、私は当時の神戸大学医学部第三内科教授の井村裕夫先生の人柄と学問に惹かれました。先生の内分泌学を中心とする内科学は新しく、幅広いものでした。また、講義は科学的論理に裏付けられ、新鮮でした。

　私にとって幸運だったのは、私の卒業と軌を一にして、井村先生が京都大学医学部第二内科の教授に就任されたことでした。私は、卒業後、もう一度進路を変更しました。京都大学医学部の研修生に採用され、第二内科に入局しました。このことには決心が必要でしたが、京都大学医学部の学問と診療を知るいい機会になりました。

　第二内科は、日本での内分泌学の発祥の地であるばかりでなく、肝臓病学、免疫学、血液学、神経学の錚々たる先生がそれぞれの分野を牽引しておられ、専門のスキルと知識がいかなるものであるか、そして、それを統合する視野がいかに大切であるかを示されていました。それ以後、第二内科の先輩、同輩や後輩とともに仕事をすることになります。

　京大病院での1年間の研修を終え、天理市にある天理よろず相談所病院内分泌内科に赴任しました。天理病院は私が初めて勤める民間の病院であり、また、天理教という宗教団体を基盤に建てられた病院ですから、色々なことに驚き、感心し、考えさせられました。「よろず相談所」とあるように、病院だけでなく、三つの組織からなります。「身上部」「事情部」「世話部」です。「身上部」は医療、医学のこと、「事情部」は天理教の教えからの心の癒し、そして、「世話部」は経済的、福祉的な援助です。私はなるほどと思いました。これぞ医療の三位一体と。

　天理病院時代に私の医者としての生き方に影響を与えた経験がまだあります。それは「レジデント制」です。今でいう「総合診療」のコンセプトの下に、文字通り、病院に住み込んで、専門の領域に偏らず患者を診る、そしてそのシステムを作るという考えは、私にとって新鮮でした。私は内分泌内科のスタッフでしたが、同世代のレジデントの方々と総合病棟を回診するのが楽しみでした。

　天理病院では、浜田 哲先生の下、甲状腺、副腎、下垂体などの内分泌の病気と糖尿病の専門的な診療に従事できたのは幸運でした。30年前のこ

とですが、今の私の診療の基礎になっています。

　3年間の研修を終え、京都大学大学院医学研究科に進学しました。井村裕夫先生、葛谷英嗣先生の下で、糖尿病の診療と研究を本格的に始めることにしました。当時は、糖尿病の領域に細胞生物学、分子生物学、分子遺伝学などの新しい手法が導入され、糖尿病の研究に大きな展望が開けつつありました。しかし、残念ながら、私の当時のレベルは世界の一流のレベルにははるかに及ばず、四苦八苦することになります。この時の経験が、37歳でシカゴ大学に留学する動機になります。

　シカゴ大学では、D. F. スタイナー先生、G. I. ベル先生、清野　進先生の下、インスリン受容体異常症の研究に従事し、その遺伝子変異の同定に成功しました。この経験は、時代の趨勢とともに、多遺伝子疾患である糖尿病などの生活習慣病のゲノム研究に繋がるもので、国立循環器病センターでのゲノム研究に続いていきます。単一遺伝子疾患であれ、common diseaseであれ、遺伝子変異（SNP）と表現型、臨床像の関連の複雑性の解明は今後の課題と考えています。

　帰国後、第二内科で教官として、仕事をすることになります。中尾一和先生は、「生活習慣病」の旗印の下、新たに内科学の統合を目指して、研究と臨床を再編成することを試みておられたと、私は考えています。臨床病態医科学という名はその意気込みを示していました。私にとって40歳台にその動きと同化できたことは幸いでした（この当時の研究面の活動については細田公則先生が書かれています）。

　中尾一和先生、菊池晴彦先生からご推薦いただき、国立循環器病センター（現国立循環器病研究センター）の動脈硬化・代謝内科部に2000年に赴任しました。当時は、循環器病センターにおいても、日本の主だった施設と同様に、臨床研究とゲノム研究の勃興期でした。吹田研究という疫学研究の土台もありました。これらの活動は、医療における「エビデンス」の尊重と「個」の視点の優位性という大きな考えの基本になりました（この二つの概念は矛盾するものですが）。また、それを踏まえて、予防医学の新しいコンセプトが生まれたと考えています。

　還暦を前に、私はもう一度転身することになります。内科クリニックを開設し、素のままで患者と向き合うことになりました。今は、専門性は後景に退き、その後に見えてくる医療を模索しています。今後、「医学と医療、そして医者」についてどのような認識と行動が出てくるか、それをつかむにはまだ時間はあります。

[20]
私から眺めた「内科学第二講座」から「糖尿病・内分泌・栄養内科学」への流れ
「320研」から「病態栄養部／病態代謝栄養学」を経て

昭和53年卒
市立長浜病院 ヘルスケア研究センター センター長
石田 均

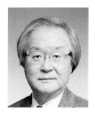

今から振り返ると、私と「内科学第二講座」との関わりは、実に不思議な始まりでした。

卒後一年間の臨床研修を経て、運命の大阪・北野病院へ昭和54(1979)年に赴きました。理由は、大都会の臨床現場に一度は身を置いてみたいという、未熟な研修医の単なる好奇心からでした。次第に糖尿病・内分泌分野への興味が芽ばえるとともに、内科部長の八幡三喜男先生の影響下に瞬く間に入りました。あとは「時の流れに身をまかせ」、自動的に第二内科への道が決まりました。八幡先生のご指導は、診断や治療を進めるなかで理論的に筋が通っており、かつ説得力に満ちあふれたものでした。そして、私なりに臨床医としての基盤を作り上げることが出来ました。

二年後に大学院に進学するにあたり、八幡先生に同級の井村裕夫教授をご紹介頂き、膵内分泌学の分野で新進気鋭の清野 裕先生の研究室に入りました。当時の内科研究棟はかなり古く、なかでも私共の「320研」は最上階の三階で、かつ西端に位置し、京都の夏の暑さが幾重にもなる環境でした。隣接する動物室にはエアコンが入っていましたので、涼をとるために動物実験をしていました。清野先生の即決で研究室にエアコンを購入して頂き、心の底から感謝致したことが昨日のことのようです。

その後、「病態栄養部」の助教授として松倉 茂先生が赴任されました。内科研究棟の地下に「レッドベースメント」(研究室の改修にあたり、その床が赤色であったために命名)が設置されて内科学と栄養学とが融合した研究が開始されて、三階と地下を往復しながらの平穏な研究生活を送っていました。

清野先生が松倉先生の後任として同助教授に昇任されたところで、私自身は京都専売病院→米国留学→島田市民病院と、平成元(1989)年まで四年余り大学を離れていました。ただその間に、何か研究室の雰囲気にこれまでと異なる変化が生じていたように思います。それが決定的となったのが、井村先生の後任として中尾一和先生が教授として就任された時点であり、第二内科の病棟に立ち入ることが不可能(外来症例の入院も不可能)な状態を余儀なくされました。

この不自然な状態は平成8(1996)年設置の病態代謝栄養学(後の糖尿病・栄養内科学)に独自の病棟(当初は10床)が許可されるまで続きました。そして清野先生が初代の教授に就任され、私はその助教授として新たな教室の黎明期を指導させて頂きました。平成10(1998)年に、現在の杏林大学医学部第三内科に移りましたが、その後の糖尿病・内分泌・代謝内科学分野の創設に、この京都での数年間の体験が役立ったことには疑いの余地がありません。

この度、多くのご理解により、「糖尿病・内分泌・栄養内科学」として新たに発足する運びとなったことに対し、心から敬意を表します。稲垣暢也教授を中心にして教室が益々発展することを、同門の一人としてじっくりと見守って行きたいと思います。

21 偶然と準備

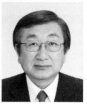

昭和53年卒
京都岡本記念病院 院長／兵庫医科大学 名誉教授
佐野 統

　私は現在、京都府南部の京都岡本記念病院 院長として、地域医療を行っています。平成30年3月末まで、兵庫県西宮市にございます兵庫医科大学内科学講座リウマチ・膠原病科に勤務していました。

　昭和53年、京都府立医科大学を卒業、父の勧めで京都大学医学部附属病院内科にて研修、昭和54年新香里病院（現京阪奈病院新香里分院）医員を経て、昭和56年から4年間京都大学大学院医学研究科（第二内科）で研究生活を致しました。

　井村裕夫教授のご指示で、最初の2年間は第二病理学教室（濱島義博教授）で免疫学の基礎を学びました。SLEのモデルマウスを用いた研究では世界的権威である白井俊一助教授の下に、全国から優秀な研究者が集まっていました。後の日本リウマチ学会理事長になられた小池隆夫先生（北大名誉教授）もおられました。私はマウスのエンブリオからレトロウイルスを抽出する実験を行いました。

　昭和58年からは第二内科102研に戻り、NIH留学から帰国された熊谷俊一先生のご指導のもと、SLEの抗リンパ球抗体の認識抗原の研究を最先端技術を使って行いました。2年先輩には尾崎承一先生がおられました。私の研究は第一内科の内山 卓先生（抗Tac抗体の提供）、高月 清先生、免疫研の淀井淳司先生（実験指導）、結研の前田道之先生（ATL細胞株の提供）など多くの著名な先生との共同研究でした。この時代の偶然の出会いが、その後の人生にとって大きな財産になっております。

　昭和60年から京都府立医科大学第一内科（近藤元治教授）に戻り、修練医、助手として臨床と新規研究を立ち上げ、昭和63年からNIHリウマチ部門（Ronald Wilder博士研究室）へ3年4か月間留学致しました。運よく、"Science"をはじめとする14編の論文が出来ました。帰国後、同内科講師として留学中の研究を発展させ、関節リウマチ（RA）や膠原病の病態・治療に関する研究を続けました。

　縁あって、平成14年、兵庫医科大学に新設されたリウマチ・膠原病科主任教授として赴任しました。わが国ではリウマチ・膠原病、アレルギー疾患に特化した専門講座を有する大学は少なく、西日本ではその傾向が顕著です。故にこれらの疾患患者は特定の医療機関に集中致します。本講座の外来関節リウマチ患者数は大学別調査で全国第2位（読売新聞社調べ）となりました。生物学的製剤をはじめ、高度先進医療や多くの基礎・臨床研究（ABROAD試験など）を行いました。日本リウマチ学会および日本アレルギー学会の教育認定施設として、9人の指導医・専門医を含む20数名の教室員が臨床、研究、教育に励み、関連施設も増えました。

　RAの病態におけるスフィンゴ脂質系、COX-2、PPAR-γ、神経ペプチド（CRHなど）、サイトカイン・成長因子の役割とその制御による治療の研究を行いました。厚生労働科研による自己免疫疾患調査研究（住田班）ではシェーグレン症候群の診療ガイドライン作成（平成29年発刊）を行いました。平成25年には日本リウマチ学会賞を受賞致しました。教室員は日本シェーグレン症候群学会の奨励賞を2名が、兵庫医科大学教員学術賞を2名が受賞しました。

　私の研究人生の土台が京都大学第二内科で培われました。

22 未来に活きた恩師のことば

昭和53年卒
介護老人保健施設平成の森 施設長
塚田 俊彦

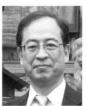

　京都大学医学部内科学第二講座では、1980年から大学院生として井村裕夫教授のもとで中井義勝先生のグループに属し、間脳下垂体副腎系の勉強を始めました。井村先生、中井先生に背中を押され、初年度は沼 正作教授主宰の医化学教室で、当時助教授の中西重忠先生から研究の手ほどきを受けることになりました。

　そこで、後に目ざましく発展を遂げる分子生物学・分子遺伝学に触れる機会を得ましたが、当時は遺伝子研究が臨床医学にこれほど大きく貢献できるとは予想していませんでした。胸腺腫瘍中にホルモンのmRNAを初めて証明したものの、日本内分泌学会で発表した時は、咀嚼不足の議論しかできなかったように思います。沼先生には、「塚田君、将来遺伝子解析は臨床検査になるからね。君はその専門家となるに一番近いところにいるのだよ」と言われたものですが、当時は小遺伝子の構造解析に1年を要する時代であり、とうてい信じがたい気持ちでした。もとより臨床研究に興味があったので、次年度からの3年間は視床下部ホルモンの臨床応用を目指す研究に取り組みました。

　しかし、大学院修了後に留学したタフツ大学では、再び遺伝子研究をテーマにしました。あるホルモン遺伝子の構造決定を終えた時、留学先の部長であり、神経内分泌学の大御所でもあるシーモア・ライクリン教授に「分子生物学者は生理学者の後追いだ」と言われ、ホルモンの遺伝子構造決定だけでは真に新しい発見はないと思い、次は遺伝子発現調節領域の解析に挑戦しました。この仕事が完成した時、初めて遺伝子研究の面白さを感じた気がします。

　帰国後在職した京都大学医学部放射能基礎医学教室では、色素性乾皮症の遺伝子研究に加わりました。1994年からは国立がん研究センター研究所に移り、後に家族性腫瘍研究分野を立ち上げて、内分泌腫瘍の遺伝子診断法開発をテーマとしました。また、多施設研究班を立ち上げ、班員の研究・診断を厚生労働省助成金で支援してきました。班研究では、国立京都医療センターの島津 章先生をはじめ、同門の多くの先生方の助力を得ることができ、効率よく研究を推進できました。また、政府の遺伝子解析研究倫理指針策定にも草案作りから参画することになりました。

　2014年に定年退職し、現在、埼玉県の介護老人保健施設の長を務めておりますが、国立がん研究センター遺伝医学研究分野の客員研究員として、研究を継続しています。

　今振り返れば、「塚田君、将来遺伝子解析は臨床検査になるからね。君はその専門家となるに一番近いところにいるのだよ」という沼先生の言葉が現実になりました。

　それにしても、大学院時代に、将来が定かでない新しい研究分野に踏み込もうとする時、井村教授と中井先生に背中を押されたことが、自ら予想外に長く研究を続ける契機になりました。

　研究遂行に当たっては、内科学第二講座を離れても同門の先生方の力をお借りすることができました。このような同門の伝統が今後も続くことを願っております。それは、単に仲間内で利益を分かち合うことではなく、同じ教室で学んだ者同士のつながりが、ひいては医学・医療の進歩につながると信じるからです。

23 内分泌・代謝疾患の診療に従事して

昭和53年卒
公益財団法人天理よろづ相談所病院「憩いの家」内分泌内科 部長
辻井 悟

　井村裕夫教授を擁する第二内科に、私が大学院生として入局したのは昭和57年でした。その頃、内分泌・代謝をテーマにしたいくつかの研究グループがあったことを覚えています。下垂体、副腎・高血圧、甲状腺、膵・消化管（インスリン・糖代謝）には複数の有能なグループリーダーがおられました。

　第二内科には内分泌系だけではなく、免疫・血液、肝臓、神経をメインに研究あるいは診療する医師も多数おられました。旧帝国大学の伝統的な大講座の趣があり、昔のギシギシと鳴る床の内科病棟や研究棟が古臭くて暗い建物ながら、今でも懐かしく思い起こされます。

　しかし、そこに働く人々は自由闊達で、研究の成果や難解な症例に関するカンファレンスでは、いつも活発な討論が交わされ、大学院1年生は圧倒されっぱなしでした。自分も触発されてか夜中まで、あるいは夜が明けるまで実験に没頭していた時期でもあります。

　私の研究テーマは、肥満や食行動に関連するものでした。文献を読み漁り、当たり前ですが、内分泌・代謝と脳が密接に関わっていることを認識しました。脳内の出来事に興味を持ち、多数のネズミにお世話になりましたので、その頃ちょうど家族旅行で高野山に登った際に、動物塚にお参りしたこともあります。

　そのお陰か医学博士の称号を頂きアメリカにも留学することができました。アメリカでも実験や研究発表の合間に社会見学と称して、ラスベガス以外にもイエローストーンやヨセミテ国立公園などの自然を満喫しました。

　世界的に分子生物学的な手法が病態解明に導入され1994年にレプチンが発見される前の時代に、私は主に視床下部の神経ペプチドや受容体の働きなどの研究に従事しました。

　しかし、大学院時代も留学から戻ってからも、診療といえば糖尿病が中心でした。私が大学院に入学した昭和57年、1982年は遺伝子組み換え型ヒトインスリン製剤が誕生した年でした。わが国では前年にインスリン自己注射が保険適応になりました。主流はブタ・ウシのインスリンでしたが、比較的便利な血糖自己測定器も手に入る時代になりました。1985年はペン型インスリン注入器が登場し、シリンジ・バイアルの時代が終わる予感がしました。現在のインスリンアナログ製剤が主流となり、インスリン治療はさまざまなオプションができ、ペン型注入器やインスリンポンプ、血糖自己測定器などのデバイスの進歩も隔世の感があります。

　私は今も糖尿病や内分泌・代謝疾患の診療に従事し、後進の育成に心を砕き、地域の医療連携に参加し、論文の査読や学会活動のお手伝いをしています。しかし、古典的な内分泌腺の枠に留まらず、脂肪細胞、消化管や心臓・血管、骨も活性物質を分泌する器官と認識され、神経とネットワークを形成することも解っています。また、活性物質が代謝異常や慢性炎症と絡んで動脈硬化や心血管疾患を発症進展させるなど、内分泌領域は種々の専門分野にまたがる広がりをみせています。

　実地診療の中で、柔軟で体系的、学際的な見方を可能にする背景には、第二内科の一員として過ごした日々と同門会の先生方の教えがあると考えています。私自身これからも第二内科の思い出と誇りを胸に歩いていきたいと思います。

第二内科第二世代

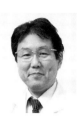

昭和54年卒
森甲状腺会須川クリニック 院長
須川 秀夫

　京都大学内科学第二講座は、私の父である須川 勇（昭和25年卒）の出身講座でもあります。私同様の第二内科2世の先生方とも、幾度となく話をさせていただいた記憶があります。父から聞いていたわずかな記憶と共に、文面にさせていただきます。

　父が在籍していた時は、現在の第一内科と第二内科の研究テーマが入れ替わる時期でした。父は血液学を専攻し、ストロンチウムを使っての鉄の代謝研究を行っておりました。どれだけ熱心に研究をしていたかは不詳ですが、のちの交流関係から医局の先生方と楽しく交流させていただいたことだけは確かだったと思います。

　大阪大学で細胞工学の研究をしていた私が、臨床研究に応用したいと考えていたときに、父が古巣の京都大学内科学第二講座への入局を勧めてくれました。研究棟のある井村裕夫先生の教授室へ伺ったときは、遠い昔なのですが未だに鮮烈な印象が残っています。年季の入った建物に入ると、すぐ正面に大きな像があり、その横の階段を上ったところが井村先生の研究室でした。とてもスペースがあり、圧倒される歴史観に満ちあふれた講座を主催されている先生に大変似つかわしいお部屋だと思いました。

　帰宅直後、父に「第二講座の伝統の深さ」を感じて帰ってきたと報告したのを今でも覚えております。父の居た当時も、研究棟そのものは大変古いものではありましたが、新しい取り組みにあふれていたと言っていたことを覚えています。私の中に何かその新しいことが始まっていたことを覚えています。

　森 徹先生のもとで、甲状腺の臨床研究がスタートとなりました。まずは、赤水尚史先生（日本内分泌学会代表理事）が始めておられた培養甲状腺細胞を用いた研究のお手伝いをしながら、広く培養細胞を用いた甲状腺の研究を行っていました。当時は、まだ我が国にモノクローナル抗体作製技術が伝わって間もない時期であり、それを使って甲状腺癌の腫瘍マーカーの抗体作製に取り組んでいました。

　当時、ラット心房性ナトリウム利尿ペプチド（rANP）を測定するため、そのモノクローナル抗体の作製を目指しておられた向山政志先生（現熊本大学教授）をお手伝いし、すぐに結合性の良い抗体が作製でき、濃度の測定系が確立されました。それ以降の中尾研究室の研究の爆発的な発展の凄さを目の当たりにし、京都大学第二内科が持つ学究能力の底知れぬ深さを実感していました。

　甲状腺の分野では、自己免疫性甲状腺疾患患者の流血中リンパ球をモノクローナル化して、種々の自己抗体の互いの関連性について研究するにあたり、赤水尚史先生や本庶 佑先生の教室の松田文彦先生と多くの接点を持たせていただきました。また、これらの指導をいただいた森 徹先生からは、これらの研究成果が実際の外来で診療している患者さんの病態解析にどのような関わりをもっているかにつき、目の覚めるような発想を示され、勉強させていただきました。

　長期間ではありませんでしたが、私の少ない経験から見ただけでも、このように素晴らしい基礎研究と実践的臨床研究のハーモニーを描き出していた第二内科が消えることは、大変残念に思います。ただ、輩出された多くの先生方の活躍が、第二内科のスピリッツとしてその伝統を引き継いでいかれることを、心から信じています。

25 静岡県立総合病院第二内科のあゆみ

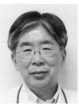

昭和55年卒
静岡県立総合病院 副院長
井上達秀

沿革

　静岡県立総合病院の前身である静岡県立中央病院の設立発展に尽力したのは京都大学第二内科出身の祖父江 鮮先生、前田耕治先生、桜井英雄先生であり、水口千里先生、江良 建先生が後を継がれた。東の果ての関連病院であり、意識の高い多くの京都大学医学部卒業生が研鑽を積んだ歴史がある。内分泌代謝領域の指導は昭和44年卒の進藤俊彦先生（医局に属さず）が継承した。内科医員として池田文武、深田順一、田中一成が在籍した。進藤先生開業により、静岡県立総合病院の開院時には、京都大学第二内科との縁は一時途絶えた。

　現在の静岡県立総合病院第二内科（内分泌代謝科）開院時（昭和58年）には、内分泌は第一内科、糖尿病は第二内科に所属して別々にスタートした。第一内科は内分泌内科を専門とする宮地幸隆医長（核医学部長、後に東邦大学教授）の指導の下、第二内科は糖尿病を専門とする越村修医長の指導により科の運営が開始された。

　宮地が東邦大学に栄転後、昭和61年に第一内科は血液・内分泌内科に改編された。昭和62年に再び京都大学第二内科の関連病院となり、内分泌内科を専門とする田中 清（核医学科、後に京都女子大学教授）が赴任し、内分泌疾患の指導は田中、糖尿病は越村と役割分担された。また、

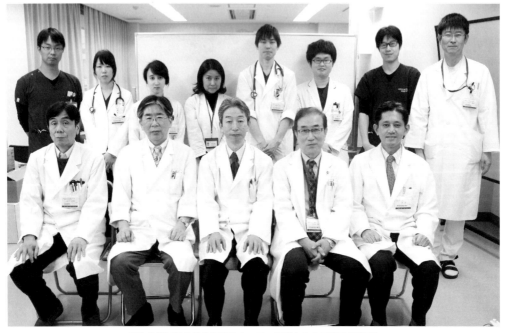

現在の静岡県立総合病院スタッフ。前列左から二番めが筆者

第一内科に赴任した坂本 誠（後に開業）は内分泌内科グループに属した。

　昭和63年には、第一内科と第二内科は内科に統合され、翌平成元年に京都大学から老年病、糖尿病を専門とする佐古伊康が副院長として着任した。また、坂本の後任に菅原 照（後に国立京都病院）が赴任した。リーダーとして佐古が科の運営を開始したこの年が、第二内科発展の元年ともなった。

　平成2年に田中の後任に井上達秀が赴任した。平成5年に西野和義（後に日本バプテスト病院）、西村治男（後に大阪府済生会中津病院）が赴任した。平成8年に核医学科に赴任した鈴木輝康と平成9年に検査科に赴任した袴田康弘は一時、第二内科外来を担当した。スタッフの交代は以後も継続し、平成10年に榎本哲也（後に開業）、平成11年に菅 順子（後に杏林大学）、戎井 理（後に県立今治病院）が赴任した。

　平成12年には佐古院長の下、組織改編がなされ、糖尿病・内分泌代謝センターが設立され、センター長に井上がついた。同時に内科が再び第一内科、第二内科に分離された。この時のスタッフは、佐古を筆頭に、井上、榎本、戎井（検査科）、菅であった。平成14年に福永康智（検査科、後に京都大学）が赴任し、平成15年に井上が生活支援診療部長になる。以後もスタッフの交代は継続し、平成15年に米光 新（後にエール大学）、石井崇子（後に京都大学）が赴任した。

　平成16年に田口吉孝、高屋和彦（検査科、後に桑名市民病院）、平成17年には、佐久間陽子

（後に三田市民病院）が赴任した。この年、センター長は田口に交代した。平成21年には京都大学大学院を修了した米本（石井）崇子が再度赴任し、平成23年に姜 知佳が赴任した。

　平成25年に田中一成が病院長として赴任後、平成26年に静岡県立病院機構理事長に就任し、平成27年には井上が副院長に就任した。現在のスタッフはレジデント3人を含め計10人で、静岡県の基幹病院として糖尿病・内分泌疾患の診療・研究に取り組んでいる。

雑感

　3代、5代院長が京都大学第二内科出身ですが、多くの困難を乗り越えて病院の発展に貢献された手腕は、全身を系統的にみて、理論的に攻める第二内科の伝統を体現しています。我々後輩も、大学を離れた土地にいても伝統ある第二内科の薫陶を受け続けています。人事交流が停滞した時期もありましたが、今日まで多くの優秀な研修医（田村尚久、夏井耕之、宮本恵宏、山本祐二、皆田睦子、菅波孝祥、中所英樹、旗谷雄二、冨田 努）、スタッフを派遣して頂いたことに心から感謝いたします。

　また、第二内科出身の先生方には静岡開催の講演会の講師を数多く依頼させて頂きましたが、心よく引き受けて頂いたことに感謝いたします。今後は京都大学医学部糖尿病・内分泌・栄養内科の関連病院として、強い連携を維持したいと思います。

内科学教室の使命

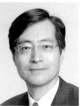

昭和55年卒
和歌山県立医科大学 内科学第一講座 教授
赤水尚史

「全体と個々」、「統合と分析」、「総合と専門」といった二律背反的な事項が、様々な分野で重要な課題であったり、ジレンマになっている。内科学においても同様である。

内科学の各専門分野が格段に発展進歩するとともに内科学教室が細分化されているが、その弊害や欠点があらわになるとともに総合的内科の必要性や重要性が強調されてきている。京都大学の内科学第二講座の終講もこの流れの中にあり、現在内科学講座を主宰している立場としては、いろいろと考えさせられる。

そもそもいわゆる「ナンバー内科」と称される多くの内科学教室が消失していった大きな理由の一つとして、内科学全体としての知識や技術があまりにも大きくなり、一人ですべての内科分野に精通出来なくなったことが挙げられよう。それ故、専門に特化した内科学教室を新設してより高度な発展を目指すことは自然な流れといえる。専門に特化してもある程度の需要や規模を確保でき、臨床医学におけるアイデンティティーを得ることができるので、一見大きな問題を孕んでいないように思われる。

しかしながら、ある専門にのみ特化した内科学では、非特異的な症状を呈する診断未確定の患者や複数の内科的疾患を同時に有する患者さんの診療などに対してしばしば無力であったり、不完全な対応しか出来ない状況を生み出しかねない。いわゆる「木を見て森をみず」や「病気を見て患者を診ず」といったことが起こる懸念がある。このようなジレンマを解決するために総合内科が設置されてきたが、その期待される機能を十分に果たせていないのが実情であろう。

現時点での対応策は、ある程度十分に基礎的な内科全般の知識と技術を習得した上で内科認定医または専門医となり、その後専門的内科分野であるサブスペシャリティーに進むことになっている。しかしながら、内科学の進歩は著しく、一旦あるサブスペシャリティーに進むと他のサブスペシャリティーに触れたり、総合内科的アプローチを維持することが次第に困難になると危惧される。

一人ですべての内科学専門分野に精通することは不可能と考えられるが、複数の専門分野にかなり深く精通し、総合内科的に考え実践することは可能ではないかと思われる。実際、複数の内科サブスペシャリティー専門医を取得継続している人は少なからずおられる。

中小病院では内科を細分化することは非効率であるし、高齢患者は複数の互いに関連のある疾患を同時に抱えることも多い。また、疾患そのものが複数のサブスペシャリティー分野にまたがったり、境界領域に位置付けられることもある。このような広汎で深い内科学を理解し実践でき、かつサブスペシャリティー専門も有する内科医を育成する内科学教室が必要である。

そのような内科学教室とはどのようなものであろうか。京都大学内科学第二講座はこれまでそのような内科医を輩出する任務を担ってきた教室であったかと思う。私が現在主宰する和歌山県立医科大学内科学第一講座は、糖尿病・内分泌代謝内科を専門としながら、内科全般に精通した内科医を育成することは目標としているが、京都大学内科学第二講座在籍中に学び経験したことが大変役に立っている。

京都大学内科学第二講座の素晴らしい内科学への貢献を糧としながら、今後も優れた内科医育成に努めたいと決意を新たにする次第である。

27 京都で三足の草鞋を履いて

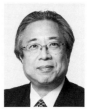

昭和55年卒
京都大学 医学部附属病院 相談支援センター センター長
上嶋健治

　私は昭和55年に和歌山県立医科大学を卒業後、直ちに同大学の循環器内科学講座の大学院博士課程に進み、高血圧の実験研究と臨床研究に従事しました。その後、国立循環器病センターでは平盛勝彦先生のご指導下に、CCUの勤務を中心として心臓リハビリテーションを研究テーマとしてきました。さらに見聞を広めたいとの思いからロングビーチ退役軍人病院に留学し、心疾患患者の運動耐容能が予後に及ぼす疫学研究にも従事してきました。

　帰国後は再び平盛教授のご指導を賜り、「上嶋、苦労を楽しめ……」というお言葉のもとに、循環器医療センターの立ち上げのお手伝いをし、大規模臨床試験（JAMP）にも関わるなど、岩手医科大学で13年間お世話になり、多くの得難い経験を積んできました。

　ご縁があって平成18年に、中尾一和教授がセンター長を務めておられたEBM研究センターで、大規模臨床試験の管理・運営という新たな課題にチャレンジする機会を頂きました。現在では、組織改編が進み、附属病院臨床研究総合センターのEBM推進部で、JBCRG、RESPECT-EPA、ASUCA、SAKURA、MIYAKOなどの癌や高血圧、虚血性心疾患を含む生活習慣病領域の大規模臨床試験や疫学研究を実施した後、相談支援センターにて臨床研究に関わっています。

　臨床試験には厳密な科学的要素も、もちろんあるのですが、実務としては根回しやトラブル・シューティングなど非科学的とも言える泥臭い部分が多々あります。不慣れな領域ではありましたが、和歌山医大のベッド係や庶務係、および岩手医大での医局長などの経験を生かして、何とか踏ん張ってきたつもりです。

　同時に、内分泌代謝内科の心臓研究グループの一員としても循環器の臨床と研究に勤しんできました。外来、回診、シンチグラムと冠動脈造影の読影やグループ勉強会と、病院での業務もそれなりにこなし、当初の勤務実態は内分泌代謝内科が本籍地で、EBM研究センターが現住所といったところでした。

　さらには、東山武田病院でも運動負荷試験や心臓リハビリテーションに携わることで、大規模臨床試験に関わる業務、内分泌代謝内科での循環器専門医としての業務、さらにはライフワークとしての運動心臓病学領域での仕事に従事する機会を頂きました。実際は、50歳を過ぎてのこの三足の草鞋はいささか厳しいところもありましたが、それなりに「苦労を楽しんで」きました。

　現在は、組織改編や周囲の状況の変化に戸惑う中、わずかでも同門の先生方の臨床研究の企画や運営のお力添えができればと願っております。今後とも宜しくお願い申し上げます。

104研の思い出

昭和55年卒
高知大学 医学部消化器内科学講座 教授
西原利治

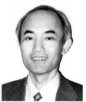

　第二内科の記念誌のご刊行、おめでとうございます。

　私は昭和55年の卒業です。学生時代、解剖学教室で膵臓の発生を勉強させていただいたので、卒業後も解剖学を続けるのかなと思っておりました。そんな折、田中樋ノ口町にあった高知県の京都学生寮「土佐塾」に、104研の山本泰朗先生が投宿なさいました。山本先生は創立されたばかりの高知医科大学で膵疾患を担当なさるとのことで、郷里で膵臓の研究を続けるのも良いかと心が動きました。

　高知医科大学第一内科は104研ご出身の伊藤憲一先生が創設されましたので、ここから第二内科とのご縁が始まりました。

　昭和55年は卒業式がなく、医学部図書館で卒業証書をいただきました。研修ではanorexia nervosaや成長ホルモン分泌不全症などを担当させていただき、西谷 裕先生を始め諸先輩の先生方には大変お世話になりました。特に104研の中野 博先生、福田善弘先生には親身にご指導いただきました。また、第一内科では病棟にあった蛍光板透視台で胃のバリウム検査を、堀川御池の病院で内視鏡検査を教えていただきました。赴任後、大学院で研究をさせていただこうと思っておりましたが、伊藤先生より高知医科大学附属病院の開院に合わせて郷里に帰るようにとのお誘いをいただき、高知医科大学第一内科に赴任致しました。

　104研ご出身でトロント大学から帰朝なさったばかりの大西三朗先生や杉山知行先生に一からご指導賜り、PBCや自己免疫性肝炎、劇症肝炎、アルコール性肝炎など臨床を基本とした研究生活を始めました。in vitroでIL-2により誘導されるlymphokine activated killer細胞が発見されると、肝細胞癌を標的とした免疫療法の開発に向けた基礎研究を始め、この治療を行った臨床成績まで合わせて一連の論文に纏めると、ボストン大学から准教授として招聘を受けました。そこで、伊藤先生より井村裕夫先生をご紹介いただき学位をいただくことができました。

　ボストン大学では、後にMayo Clinicの免疫学の教授になられたCelis教授の下でT細胞クローンを用いて免疫寛容の研究を行いました。帰国後は徳島大学の勝沼信彦先生のご指導により、抗原提示するために抗原ペプチドを結合するMHCの構造と、抗原蛋白から抗原ペプチドを切り出す酵素の活性部位の構造とが高い相同性を示すことを明らかにすることができ、生体の妙を体感致しました。

　大西三朗先生が高知医科大学第一内科教授に昇任なさった頃、中尾一和先生より京都大学第二内科同門会にご推挙いただき、第二内科での研究歴はないのですが入会させていただくことができました。その後、高知医科大学が高知大学と合併するなか、エストロゲン合成酵素欠損動物や乳癌治療症例で高度の脂肪肝をきたすことを発見して、研究領域を乳癌の肝臓病に定め、研究対象を非アルコール性脂肪肝炎（NASH）へと徐々に広げて現在に至っております。

　高知大学には、糖尿病の藤本新平先生や脳神経外科の上羽哲也先生もご赴任いただいております。皆様にも黒潮洗う南冥の地に一度はご来訪いただけると幸いです。

中尾研究室のANP研究黎明期から その後の臨床の道を振り返って

大阪赤十字病院 腎臓内科主任部長／京都大学腎臓内科 臨床教授
昭和55年卒
菅原 照

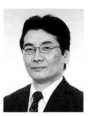

　大阪赤十字病院循環器内科に勤務していた昭和58年12月、外来診療中に井村裕夫教授から「来春大学院に戻って来ないか」とのお誘いの電話を頂いた。丁度、循環器内科医を目指して将来の道を思案していた時だった。

　「心房から降圧・利尿作用のあるペプチドの存在が発見同定」されたので、その研究をRIセンターの併任助手になられた中尾一和先生の下でしないかとのことだった。研究室を訪問すると、翌春から私が一緒に研究を始める事が既成のごとく強く勧誘して頂き、臨床現場からピペットを持って実験する世界に飛び込む事になった。

　大学院入学直前の3月から病院勤務の後、大学に足を運んで言われるままにRIA抗体作りを始めた。結局0315等のNo.のついた抗体が出来た（即ち3月15日に出来た抗体）。4月からは文字通り寝食を忘れてRIセンターの地下実験室生活。その結果、世界に先駆けて、hANP（ヒト心房性ナトリウム利尿ペプチド）の血中濃度測定系を確立できた。

　京大心臓血管外科初代教授の伴 敏彦先生のオペに毎週入って心房組織の採取。古巣の大阪赤十字病院まで車を飛ばして患者の採血サンプル収集。薬としての臨床応用を目指してhANPを人体に投与したのは、私が中尾先生に注射したのが世界第一号、第二号は中尾先生が私に注射。とても忙しいが、新たなことにチャレンジする研究に魅せられて楽しい毎日だった。

　その後、後輩の斎藤能彦君、伊藤 裕君、向山政志君、荒井宏司君、細田公則君、小川佳宏君などの錚々たるメンバーが当時の中尾研究室に集結。その他にも先輩の坂本 誠先生、森井成人先生。塩野尚三君（故人）、山田敬行君、菅 真一君なども当時の研究室仲間。とても熱い活気溢れる研究室だった。臨床活動でも河野 剛先生（故人）の高血圧外来を引き継ぎ中尾先生と担当。

　その後、私は臨床病院へ。静岡県立総合病院では佐古伊康先生、田中 清先生の下で糖尿病内分泌臨床の研鑽と、新婚で子育ての3年半の静岡の日々。そして中尾先生が教授に就任されて、第二内科に腎臓Gを立ち上げるべく、平成5年に実家の京都に戻り、大阪府済生会中津病院腎臓内科の桑原 隆先生（中尾先生の同級）に弟子入り。ユニークな研修医、宮脇尚志君、笠原正登君、八幡兼成君、瀬田公一君らとの出会いもあった。

　田中一成先生と第二内科腎臓Gを立ち上げ、平成10～13年は大学で研修医教育指導に没頭。腎G研究室には森 潔君、菅波孝祥君、槇野久士君、横井秀基君、澤井一智君、越川真男君、吉本明弘君、永江徹也君、吉岡徹朗君などが集結。

　その後、葛谷英嗣先生（中高大の先輩）が国立京都病院院長に就任され、腎臓内科を立ち上げに国立京都病院に一人医長で赴任。必死で頑張った甲斐があって、在籍10年でスタッフ4、5名、レジデント数名の大きな腎臓内科を作る事が出来た。そして大阪赤十字病院院長に隠岐尚吾先生（中尾先生の同級）が就任され、腎臓内科部長としてお招きいただく事に。

　それから早10年の歳月が経ち、私も還暦を越えた。今までの自分の歩んできた道を振り返ると、そこには良き先輩、良き同僚そして沢山の素晴らしい後輩たちがいる。私もまだまだ「明るく、楽しく、元気で」「好奇心、向上心、残心」を忘れず、「和顔愛語」「恕」という気持ち、態度を忘れずに前向き思考で歩んでいくつもりである。

　出会った皆さんに感謝、感謝。

京都大学内科学第二講座から学んだこと！

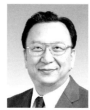

昭和56年卒
奈良県立医科大学 循環器内科 教授
斎藤能彦

　私は、昭和56年に奈良県立医科大学を卒業し、すぐに京都大学附属病院の内科で研修を始めました。1年間の研修を終えて、浜松労災病院に3年3ヶ月間赴任した後、京都大学内科学第二講座に所属させて戴きました。その後、中尾一和教授の研究室で4年9ヶ月間研究生活に没頭しました。その後、国立循環器病センター研究所の松尾壽之所長のグループに国内留学し、5年後再び臨床病態医科学講座と改名された第二講座に、助手として帰学させて戴きました。その後、教室の助教授を経て平成14年に母校である奈良県立医科大学第一内科学教室に教授として赴任いたしました。

　私は、研修医から合わせますと約13年間、浜松労災病院もほぼ100％京都大学の関連病院でしたので、その間も含めるとほぼ16年間、大きな意味で京都大学の懐で育てていただいたことになります。そして、京都大学を去ってから早くも14年が経過しようとしております。

　今回、このように自由に寄稿させて頂く機会を戴き、私が京都大学第二講座から戴いたもの、学ばせていただいたものは何であったかを、想い返す良い機会となりました。

　第一番目は、多くの偉大な先生方から薫陶を受けるとともに、間近で偉大な先生方の哲学に触れる機会を戴き、さらに素晴らしい同僚、後輩と知り合う機会を得たことだと思います。井村裕夫先生、中尾一和先生、泰江弘文先生、松尾壽之先生、寒川賢治先生はじめ、多くの先生方にお会いできたことが、私が京都大学第二講座から戴いた一番大きな宝物であったと思います。そして、キャンパス内を歩いていると、ノーベル賞候補の先生も同じようにキャンパスを歩いておられたこと、また、直接ご指導を賜った先生ももちろん世界のトップであり、世界的視野で科学・医学を考えておられたこと、このような気風に直接触れることができたことが得がたい経験であったと思います。

　京都大学の卒業生の皆様にとっては、学生時代からそのような環境におられたので、当たり前のことであったと思いますが、奈良医大のような地方の弱小大学の卒業生にとっては、これはあまりにも大きな経験でありました。

　次に京都大学から学ばせてもらったことは、自由と公正な気風と、それを重んじる美学だと思います。一つの例は、小さなことかもしれませんが、研修医の赴任先病院の決定方法でした。私は、奈良医大の卒業生でしたので、京都大学での研修が終われば、きっと一番遠くて皆が行きたがらない研修病院に赴任することになるのだろう、と勝手に想像しておりました。

　しかし、実際はこれほど自由なこと（言い換えるとこれほどまでに研修医の好き勝手に任せること）が許されるのかというくらい、研修医個人の意思が尊重され公平に決められました。研修中の12月ごろに赴任先の研修病院がリストアップされ、同じ病院に2名以上赴任しないでください、という以外は、決め方も、赴任先の病院も研修医に全て任されていました。研修医達が決めますので、決め方も毎年少しずつ異なっていたと思われますが、おそらく今でも基本的には変わっていないのではないかと想像しております。基本的に管理されることを嫌う学風があるのだと思います。

　また、研修病院で研修が終了すると、次に大学のどこかの講座に所属するわけですが、この

時も全く自由でありました。多くの者は、2年前後でどこかの講座の大学院を受けて、そこで初めて正式に講座の一員となったわけです。

次に第二講座の研究スタイルから学んだことですが、嘘をつかない、ということがあると思います。この精神は、直接の指導者であった中尾一和教授（当時助手）から、厳しく教えられたと思います。誰かが既に発表した結果をコンファームするような研究であれば、それほど神経質にならずとも、先駆者と同じ結果が得られれば、それはまず正しいわけです。しかし、世界で誰も知らないことを研究している場合は、そうはいきません。

中尾先生のデータディスカッションは厳しく、「歯止めの効いた実験をしなさい」とよく言われました。ポジコンとネガコンを何時でもきっちり入れなさい、ということなのですが、臨床サンプルを扱っていると、ポジコンやネガコンを入れることが難しい場合もあります。

この精神を貫いている中尾先生の研究室からのデータは、未来永劫覆されないデータがいくつも発見されたと思います。例えば、BNPはANPと異なり、心室で主として産生されており、心不全では著しく血中濃度が上昇すること、ANPが心不全の治療に有効であること、CNPが血管内皮細胞で産生されていること、等々です。もちろんレプチンが脂肪萎縮性糖尿病の治療に有効であることも金字塔の一つでしょう。

最後は、私が直接関係したわけではありませんが、京都大学が時代の要求に即して大胆に組織の改革を敢行されていたことを、比較的近く

で見ることができたことです。私の立場では詳しいことはわかりませんでしたが、教養学部を廃止して総合人間学部を設立されたこと、京都大学を大学院大学化されたこと、また、EBMセンターを設立されたこと、等々であります。

これらはいずれも本邦初の試みでした。このような改革の基礎には、京都大学執行部と各学部教授会の見識の高さが必須であっただろうと思います。世の中は、ややもすると口では改革、改革と言いながら、いざ行動となると色々な屁理屈を付けて現状を維持しようとする保守派が横行するものです。その中で果敢に改革を実践されてきた京都大学に13年間も所属させて戴いたことは、私にとりまして大きな財産であると思っています。

15年前に、思いがけず母校に帰る機会を戴きました。残念ながら、京都大学の戦略がそのまま奈良医大に応用できるわけではありませんが、京都大学で学んだこと全てを座右の銘として、奈良医大の発展に尽くしたいと思っております。

時折しも内科専門医制度が大きく変わろうとしております。今こそ、大学、特に内科学の総合的な改革が求められる時です。奈良医大も、時代の要求に正確に応えるとともに、高い見識を持って改革されなければいけないと考えております。

私も及ばずながら貢献したいと考えております。また、京都大学におかれましては、今回の大きな内科の改革も高い見識で考え抜かれた結果だと信じております。日本の全大学の先頭を走り続けて戴くことをお願い申し上げます。

31 秋の夜長ともののあはれ

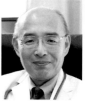

昭和57年卒
石田内科リウマチ科クリニック　院長
石田　博

　地球温暖化の問題が議論されて久しいが、気のせいか秋が年々短くなっているような印象が強い。京都ゆかりの国文学者である田中重太郎によれば、清少納言の『枕草紙』が四季の見立てのルーツだそうである。「春はあけぼの」で始まる初段は多くの人に膾炙(かいしゃ)されている。その『枕』の中で、秋で最も趣があるのは「夕暮れ」である。とりわけ、秋の夕暮れの美しさは、後世の美意識の基となり、連綿と現在まで受け継がれていることは、寂蓮法師・西行法師・藤原定家による三夕(さんせき)の和歌に象徴されている。

　京都で趣があり観光シーズンである秋が、リウマチ・膠原病患者さんにとっては苦難のプロローグでもある。関節痛やレイノー症状が悪化しはじめる季節であり、診療に気合が入る頃と言っても過言ではない。とりわけ血管攣縮によるレイノー症状は、決定的な治療法が無いだけに、四肢末端潰瘍を見るたびに気鬱になる。

　医学は日進月歩するのが良いところで、今までは抑制性サイトカインであるインターロイキン（IL）10を使った、NOやエンドセリンを介する先進治療を進めていたが、臨床効果は十分でなかった。さりながら、肺高血圧症に使われていたエンドセリン受容体拮抗剤（ERA）がやっと、強皮症による皮膚潰瘍に適応拡大された。ERA治療は、我田引水の私でも、IL10治療より臨床効果の優位性は有意に勝っていることを認めざるを得ない。

　さて、秋は『枕』で述べられているように趣のある季節であることは否定しないが、なにか「寂しさ」満載であることは三夕の和歌にも表現されている。国学者本居宣長は、紫式部の『源氏物語』の中に「もののあはれ」を見つけ、さらに『古事記』にまで遡り「言意並朴」なる太古の神々の中に、「もののあはれ」の本来の姿を発見するに至る。そして神道における「生死の安心」にまで及び、万人はみな死ねば必ず「黄泉の国」へ行かねばならず、この意味で「死」はこの世で最も悲しいことであることを知悉している。

　上古の人々は、この悲しい現実を素直に享受することにより「もののあはれを知る」心機を得る。惜しむらくは、自身の死に際して、もはや何事も意識するとはできず、体感できるのは「死の予感」のみである。ただ、その代り他人の死を確かめることは可能で、奇しくも我々はこれを天職としている。してみると、医師は「もののあはれ」を知る可能性が高い仕事なのだろうか？

　このagendaについて、ヒントを与えてくれるのは小林秀雄の『宣長』であろう。すなわち、この作品は、小林の天賦の叡智と鋭敏な感性、加えて自意識過多の性格を、宣長に等身大に投影したものである。そして、その中で、己自身を見出し、ひたすら宣長の中に自己の「われ」を追求し続けた力作に思える。小林は、若くして作家を志したものの、余りにも物事の本質が見えすぎる透徹した資質の故に、作家としては大成せずに、結局評論家の道を歩むことになった。われわれ医学研究者も同じようなことが言えるのではなかろうか。予見する確度の高い医師が、研究の本質や大発見をするわけではないというのが経験則である。

　さて、そんな思いに浸りつつ、秋の伊勢路を訪れたところ、松阪山室にある宣長の奥墓(おくはか)には、彼の遺言のとおり山桜が植えられていた。医師たるもの、患者さんの「もののあはれ」に寄り添いたい。

32 永遠の井村イズム

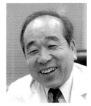

昭和57年卒
市立長浜病院 副院長／リウマチ膠原病科部長
梅原久範

　私は昭和57年に慶応義塾大学卒業と同時に、京大病院内科で研修を始めさせていただきました。京大出身の先生方と分け隔てなく指導して頂き、とてもオープンな大学だと嬉しく感じました。

　大津日赤に2年間勤めた後、井村裕夫先生に憧れて第二内科に入局し、免疫研究室（102研）で熊谷俊一先生（元神戸大学免疫内科教授）に研究のイロハから教えていただきました。UCLAとFDAに留学後は、平成4年に帰国して大阪歯科大学内科（堂前尚親教授）、平成13年に京都大学内科臨床免疫学（三森経世教授）の助教授を経て、平成16年～26年まで金沢医科大学血液免疫内科教授を務めました。

　一貫して私の中にあったのは、京大100周年記念で井村先生（当時京都大学総長）が「研究なくして京大の未来なし」と講演をされた通り、京都大学第二内科で学んだものは、「研究なくして医学の未来はない」という信念だったと思います。そのお陰で、常に臨床と研究を両立して続けることができ、IgG4関連疾患の発見やシェーグレン症候群国際統一診断基準の樹立に関わることが出来ました。

　長年の研究を通じて、問題解決には地道な努力と諦めない忍耐が必要であることを学びました。もし研究をしていなかったら、今と同じ視点で患者を診療出来ただろうか？「教科書や論文に書いていないから診断が出来ない」と言い訳して諦めてしまったのではないだろうか？「標準治療法で治らないから」と安易に責任を逃れてしまったのではないだろうか？　多くの難病患者さんに向き合い治療にあたらねばならない年齢になり、自分自身が「Bench to Bed」であらねばならないと気がつきました。

　研究で培った科学的判断力、探究心、洞察力が、臨床の現場で大いに役立ちました。既存の疾患概念で理解できない病態に遭遇した時、オールジャパンの先生方と共に「IgG4関連疾患」を確立することが出来ました。京都大学第二内科で学んだ研究姿勢があったからこそと思います。

　井村先生の薫陶を受けて京都大学第二内科の先生方と学べたことが私の出発点です。今度は私が、臨床医にとって如何にResearch mindが重要であるかを若い先生方に少しでも伝えたいと思います。

BNP研究雑感

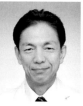

昭和57年卒
社会医療法人若弘会 わかくさ竜間リハビリテーション病院 院長
錦見俊雄

　2010年から中尾一和教授退官の2013年までの3年間を特定准教授として内分泌代謝内科心臓研究室に在籍させていただきました。

　簡単に自己紹介させていただきますと、昭和57年に大阪市立大学を卒業後、循環器内科を専攻し、大学院修了後、米国留学を経て国立循環器病センター高血圧研究室室長、獨協医科大学循環器病学准教授を経て京都大学に移りました。

　循環器内科医ですが、ANPで学位をとり、国立循環器病センター時代には松尾壽之先生、寒川賢治先生の指導をうけ、BNP、アドレノメデュリンの臨床研究・基礎研究を継続して行ってまいりました。斎藤能彦先生にも循環器病センター時代、学問の他いろいろと教えていただきました。ナトリウム利尿ペプチド研究では、京都大学第二内科から出る成果を拝見し、目標としてきました。

　2009年、BNPの国際シンポでお会いした中尾先生に声をかけていただき、伝統ある教室に在籍させていただくことになりました。3年間大きな成果はありませんが、BNP研究を少しだけ前に進めることができました。BNPの前駆体proBNPがBNPよりも多く血中に存在し、現在のBNPの測定系はproBNPを交叉して測定していることや、心不全が悪化するとproBNPの比率が大きくなることを示しました。

　そこで従来のBNP（BNP+proBNP）とproBNPを両方測定出来る系を作りました。この測定系はなかなかの優れもので全体のBNPの免疫活性の中でproBNPの占める割合をpgオーダーで再現性をもって測定できます。この系を用いてヒトの健常者、腎不全患者でproBNP／（BNP+proBNP）の比率を報告しました。基礎研究にも応用しラット新生仔心筋培養の系でヒトproBNP遺伝子を導入し、培養上清をこの系を用いて測定し、proBNPのプロセシングの評価に用いました。

　proBNPにはN端側に7カ所O型糖鎖が結合する部位があります。切断部位に近い糖鎖結合がプロセシングに関係するという先行研究があり、proBNPの変異体を作って7カ所全ての糖鎖の意義を評価し、48Th、71Thの2カ所がプロセシングに重要であること、他の5カ所は補助的な役割をすることを示すことができました。

　ここで私の常勤としての京大での寿命がつきたのですが、後進の中川先生、桑原先生がBNP研究を引き継ぎ、O型糖鎖結合に糖転移酵素のGALNT1、2が関係し、さらにmicroRNA（miR-30 family、let-7 family）がGALNT1、2の発現調節に関与していることを見いだしてくれました（図）。

　BNPは不全心筋で最も大きく変動する遺伝子・蛋白であることが、トランスクリプトームやプロテオーム解析で判明しています。おそらくBNP以上の心不全のバイオマーカーはこれからも出ないと思います。今後はproBNPに結合する糖鎖の実態解明と病態との関係を明らかにすることが重要です。糖鎖の付き方がわかれば心臓内で起こっていることが推定でき、心疾患の診断精度の更なる向上、心筋内代謝機能の評価、proBNPプロセシング機構を標的とした新規治療法の開発、などに繋がる可能性があります。

　これまで京都大学第二内科で大きく育ったBNP研究を少しですが進めることができ、後進にバトンを渡せることができたので、自分の責務は果たせたかと思っています。所属も内分泌代謝内科の心臓グループから循環器内科の心血管

内分泌代謝グループとなりました。

　現在は、大阪府大東市のわかくさ竜間リハビリテーション病院で院長をするかたわら、循環器内科の非常勤講師をさせていただき、週に一度ですが研究室に顔を出しています。2015-2017、2018-2020と幸いにも科研費を取得することができ、筆頭著者でのoriginal論文も2015年に発行できました。

　2018年度もBNP値が35,000pg/mlを超える症例を経験し、前駆体のproBNPのN端部分にIgGが結合し、巨大分子を形成し、そのため代謝されずに血中濃度が増加していることを明らかにし、英文論文として発表しました。他にもいくつか総説等を英文論文として発表しています。proBNPに結合する糖鎖の解明も予定しています。今後もしばらく、BNP研究に楽しみながら参画し（面白い結果を最初に見る時がわくわくする時間です）、その行方を見届けたいと考えています。

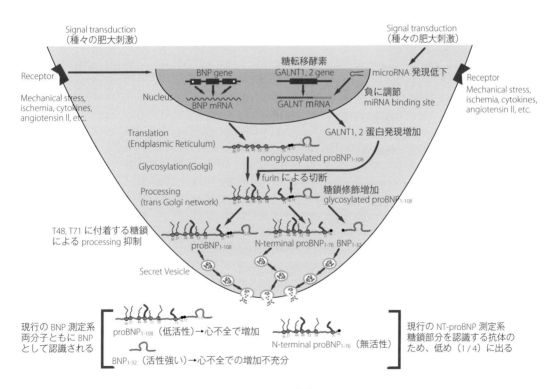

新しいBNPの産生・分泌機構の概念図
Nishikimi T, et al. Heart. 2013; 99:677-9 を改変

[34]

下天は夢か
中尾一和教授・織田信長論

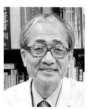

昭和58年卒
慶應義塾大学 医学部腎臓内分泌代謝内科 教授
伊藤 裕

　中尾一和教授は、間違いなく、「織田信長」型リーダーです。

　わたしは、1983年、京都大学医学部を卒業後、一年間京都大学病院で研修し、福井赤十字病院に赴任いたしました。そのころ(1983〜1984年)まさに心房性ナトリウム利尿ペプチド：ANPが発見され、わたしは赴任中より強力に中尾先生に勧誘され、右も左もわからないままに、1985年、第二内科中尾研究室――後に、「神経内分泌・高血圧研究室」とよばれる"相撲部屋"に弟子入りさせられました。以後2006年、猿田享男前教授が率いておられた、名門慶應義塾大学医学部腎臓内分泌代謝内科に異動するまで、21年間(途中、ハーバード、スタンフォード大学留学の2年間を除き)中尾先生の"おそばにお仕えして"抱いた率直な感想であります。

　ANPの発見が、これまでの古典的な内分泌学を大きく塗り替えること、そして、内分泌学がほかの医学領域に大きな影響力をもつことになること(私が現在掲げている「内分泌至上主義」のコンセプト)を直観された中尾先生は、まさに、桶狭間にて今川義元を急襲した信長のような果断をもって、この新しい領域に退路を断って進まれました。それまでオピオイド研究で培ってこられた、傑出したペプチドホルモンの濃度測定技術を引っ提げ、わたしより一年前に大学院生として"部屋入り"しておられた、菅原 照先生(大阪赤十字病院腎臓内科主任部長)とともにANP測定系を開発、当時"部屋"におられた、森井成人先生(森井内科クリニック院長)、坂本 誠先生(医療法人坂本医院理事長)とともにその感触を確かめられるやいなや、わたし、そして斎藤能彦先生(奈良県立医科大学教授)、山田敬行先生(医療法人山田クリニック院長)、故塩野尚三先生(塩野義製薬)、翌年にはわたくしの同級生、京都大学医学部ESS(MESS)でも一緒だった向山政志先生(熊本大学医学部教授)、親戚筋の荒井宏司先生(京都工芸繊維大学教授)、さらにその後、同じくMESSの後輩、小川佳宏先生(九州大学医学部教授)を、あらゆる地縁血縁を使って、立て続けにリクルートされ、一気に軍団を拡大されました。

　中尾先生の素晴らしいところは、この人生の絶好の好機に、全く新しい分野へこれらの人物を惜しみなく配していかれたことです。わたしを、塩野義製薬の勝浦五郎博士(鹿児島大学特任研究員)に託され動物への薬物投与実験を、また循環器学領域で活躍していた斎藤先生には、我々の同門、当時熊本大学循環器内科教授の泰江弘文先生とともに、ANPのヒトへの投与検証を命じられました。そして向山先生には、ご自分の同級生の、当時京都大学医学部分子遺伝学教授、西川伸一先生のもとに派遣し、モノクローナル抗体開発の技術を習得させました。また荒井先生、そしてのちには小川先生に、当時京都大学医学部免疫研究施設第二部門教授、中西重忠先生のもとで、新たに勃興してきた分子生物学を学ばせました。こうしてあらゆる方面での新技術を投入して、世界のANP研究を席巻されました。

　その結果、発見後わずか10年あまりで、ナトリウム利尿ペプチド(ANP、BNP)は心不全診断薬、治療薬として臨床応用に至りました。

　更にその当時導入された新研究手法は、その後も遺伝子改変を用いたレプチンの病態生理的意義の解明、レプチンの脂肪萎縮症患者への投与、ヒトES、iPS細胞を用いた再生医療研究な

ど、のちの第二内科のあらゆる研究へと応用される礎となりました。

日本において、このようなトランスレーショナルメディシンを完遂した臨床学教室は極めて稀有であり、わたしもその一員として参加できたことは、大きな幸運であり、誇りであります。——しかし、その恩恵に浴した自分が、いま自分の教室でどれだけその伝統、お家芸を活かせているかは、はなはだ疑問ではありますが……。

中尾先生は、日本内分泌学会へも多大の貢献をされました。理事長として、学会の中興を見事に成し遂げられました。そのことは、私が現在同じ立場になり、素晴らしい学会の体制や仕組みを知ることになって初めて実感できました。2010年には、国際内分泌学会を主催され、大成功に導かれました。3月末に京都で、雪と桜を同時に見ることができた学会は、中尾先生の"強運"を物語っております。奇しくもわたしも2022年、国際高血圧学会を主催することとなりましたが、ここでも中尾先生の大きさを改めて実感することになると思います。

信長が、信玄亡き後もまだまだ最強軍団であった武田軍を設楽原に打ち破った長篠の戦いは、三段の鉄砲隊に代表される斬新戦法ばかりが喧伝されますが、その裏では、美濃地方で鉄砲弾のための火薬を買い占めていたこと、この綿密な経済政策が、武田勝頼の焦りを誘い、鉄砲柵への猪突猛進の拙攻につながった事実があります。本質を見ぬく力と、全体像を俯瞰するイマジネーション力、決断の速さ、そしてその実行のための周到な準備力——何をとっても中尾先生は、織田信長そのものでありました。

信長は、「揚羽蝶」を好み、その陣羽織にも見事な刺繍があしらわれています。彼が蝶を好んだ理由は、まったくその飛翔の軌道が読めないことに魅せられたからだといわれています。

果たして、中尾先生は、「知」の人でしょうか？あるいは「情」の人でしょうか？

正直、中尾先生の軍扇のもと、家臣軍団を形成していた私たちは、戦々恐々、いつ追い出されるかの恐怖（？）の中で毎日切磋琢磨しておりました。比叡山焼き討ち、伊勢の長島一向一揆殲滅などにより、多くの外敵を抱えた信長は、徹底した合理主義、冷徹な人物との印象を持たれています。

しかしながら、わたしは、部屋入り当時、中尾先生から、ピペットの使い方を直々に教えていただきました。当時、中尾先生がアイソトープセンターの助手であったことから、我々は、医学部基礎構内にあるセンターの地下におしこめられておりました。まさに我々の部屋は、相撲部屋の様相を呈しておりました。

そこで飼育していた三匹のウサギに、中尾先生は、わたくしと一緒に抗体作成のために、抗原接種をしてくれました。当時独身であったわたしと、近くの「十両」でよく夕食を共にしていただき、「だしまき」を奢っていただきました（それだけ？　笑）。その後も人生の悩み事があると、やはりわたしは中尾先生に相談しました。"そういう気にさせる"方でありました。

信長も実は、秀吉の妻（ねね）をはじめ家臣の家族にまで、まめに書状をしたため、労っていました。私は、中尾先生はやはり「情」の人であると、しみじみ思います。そうであるからこそ、これほど苛烈で要求の多い、そして敵も結構多い中尾先生のもとに、これほどまでに多くの俊英がこぞって集い、そして皆さん立派に育っていったのだと思います。

わたしにとりまして、中尾先生は「真の恩師」と呼べる人物であります。またそのようにわたしが思える幸せを頂けた、中尾先生にこころより感謝申し上げます。

京都医療センター 内分泌・代謝内科の紹介をかねて

昭和59年卒
独立行政法人国立病院機構 京都医療センター 診療部長
田上哲也

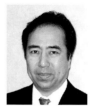

第二内科

京大内科ローテの後、3年間市立静岡病院に赴任した。血液内科・消化器内科・循環器内科に併属し、化学療法、内視鏡検査、心カテに明け暮れ、終に甲状腺疾患を診ることはなかった。にもかかわらずか、そのためか、帰京後は第二内科に所属し、中村浩淑助手・森 徹講師・井村裕夫教授のもと、ライフワークとなる甲状腺研究を開始した。学振特別研究員や中尾一和教授の助手として、都合7年間、増田一裕君、佐々木茂和君、三好洋二君と苦楽を共にした。

米国留学

平成7年夏にNorthwestern大学へ3年間留学し、J. Larry Jameson教授のもと核内受容体研究に没頭した。シカゴの冬は厳しいが(-30℃)、ダウンタウンでの生活は快適であった。35階の角部屋に住み、繁華街は徒歩圏内で、自家用車は不要であった。

国立京都病院

平成10年秋に帰国後まもなく東 淑江内科医長の後任として旧国立京都病院・内科「甲状腺センター」に着任した。平成15年に臨床研究部はセンターへ昇格し、島津 章センター長、成瀬光栄部長、臼井 健室長ほかが就任された。筆者も分子内分泌代謝研究室長として参画した。平成15年には大学以外からは稀となる日本甲状腺学会七條賞を頂いた。現在も森山賢治教授ほかと共同で、粛々と基礎研究及び臨床を続けている(表)。

国立病院機構京都医療センター

国立病院・療養所は平成16年に独立行政法人国立病院機構へ移行した。平成18年の医療法等改正により内分泌・代謝内科として内科から独立し、診療科長を、平成24年には診療部長を拝命した。日本内分泌学会認定教育施設と日本甲状腺学会認定専門医施設、さらに日本高血圧学会認定研修施設に認定され、外来部門も「内分泌・甲状腺・高血圧センター」へと移転・拡張した。

健診センター

葛谷英嗣院長時代に健診センターが設置され、筆者は平成26年にセンター長(併任)を拝命した。

最後に雑感

AI(人工知能)の進歩が凄まじい。近い将来、我々の診療業務は、①自覚症状(問診データ)と他覚所見(生体スキャンや血液検査データ)に基づいた臨床診断、②ビッグデータから新たに創出されたエビデンスとゲノム情報をも踏まえた治療選択(テーラーメイド治療)、③ロボットによる無人手術など…にとって代わられることになるだろう。今後、人間の医師の裁量がどこに発揮されていくべきかをそろそろ考えておくべき時代に来ていると思われる。

表 筆者の論文執筆数(主著のみ)

誌名	二内時代	留学中	京都医療センター時代
Endocrinology	3	2	1
J Endocrinol	1		
Metabolism	1		
Endocr J	1		4
MCB		1	
JBC		1	
Mol Endocrinol		1	
BBRC		1	1
JCEM			4
JES			1
Thyroid			1
J Mol Endocrinol			1
Endocrine			1
Intern Med			2
J Gen Fam Med			1

36

新病院へ移転した
国立循環器病研究センター

昭和60年卒

国立循環器病研究センター 生活習慣病部門長／ゲノム医療部門長／糖尿病・脂質代謝内科部長

細田公則

　京大内分泌代謝内科講師から、同医学研究科人間健康科学系教授、同専攻長（学科長、医学研究科副研究科長・附属病院長補佐兼任）の後、2016年から国立循環器病研究センター（国循）動脈硬化・糖尿病内科部長に異動しました。2019年7月から国循がJR京都線岸辺駅（新大阪から京都側に3駅目・京都駅からJRで30分）直結への移転にともない、標榜科名も動脈硬化・糖尿病内科から糖尿病・脂質代謝内科に変更しました。循環器病予防・重症化予防をめざした糖尿病と動脈硬化の臨床と臨床研究に特化した科であり、また、多くの内科学第二講座（二内）OBの活躍する科でもあります。

　本稿で、糖尿病・脂質代謝内科の紹介を行い、若手医師の臨床と研究の教育の場として後期研修医や後期研修医の後の専門修練医等の若手医師紹介のお願いと、退院後に逆紹介しますので、入院患者紹介のお願いをさせていただきます。

　糖尿病・脂質代謝内科は私以外に、二内OBの槇野久士医長、専任の一般のスタッフは天理よろづ相談所病院内分泌と京都医療センター内分泌・代謝出身の玉那覇民子、二内OBの松原正樹など4名、専門修練医1名、後期研修専攻医1名からなります。併任スタッフとして二内OBで、京大で細田の研究室出身の孫 徹創薬オミックス解析センター室長・ゲノム医療支援部遺伝子検査室長、冨田 努バイオバンク室長・ゲノム医療支援部室長、野口倫生バイオバンク室長が外来を担当し、かつ、槇野とともにスタッフ、若手医師らの臨床研究を指導しています。京大二内研修後、京都医療センター糖尿病を経て国循当科スタッフであった椽谷真由が厚労省健康局課長補佐として2年間出向中です。

　国循の特徴として、厚労省、PMDA、AMEDとの人材交流が盛んで、本人の希望があれば出向可能で、国の政策医療を担えます。外来担当のスタッフとしては、二内OBで国循当科OBの同じ生活習慣病部門の宮本恵宏予防健診部長、二内OBの河面恭子（旧姓本田）も当科専門修練医の後、予防健診部専門修練医をしながら、当科外来を担当しています。厚労科研原発性高脂血症調査研究班長で家族性高コレステロール血症の第一人者の斯波真理子国循研究所病態代謝部長、小倉正恒同室長、松木恒太同上級研究員らが多数の家族性高コレステロール血症患者を診ています。

　私が部門長の生活習慣病部門は糖尿病・脂質代謝内科、腎臓・高血圧内科、宮本部長の予防健診部からなります。私の科の若手医師達は血液透析にも関与し、2名は血液透析専門医取得済みまたは取得予定です。以前に二内OBの稲田満夫・西川光重教授が担当の関西医大第二内科から、卒後4〜5年目の専攻医の研修医が糖尿病と腎臓・透析の両方を同時に学ぶ希望で、国循の当科と高血圧・腎臓科がニーズに完全にマッチするということで派遣され、両科を同時に並行して研修中です。

　以上の多くのスタッフと指導者がいて、当科病床数は10なので、スタッフの医師達、専門修練医、専攻医達は臨床研究を行うことも奨励されています。宮本予防健診部長が東北大学連携大学院教授なので、当科スタッフ3名や厚労省出向中の椽谷らは宮本部長の連携大学院社会人大学院生として、臨床研究で博士号をめざしています。

　国循糖尿病・脂質代謝内科の大きな特徴は、臨床をしっかりやりながら、臨床研究も同時に並行

第4章　同門会員　所感　*117*

して進められることです。後期研修医のレジデント（専攻医と同等）、その後の専門修練医が科研費等の外部資金へ応募する事が奨励され、かつ、国循内の若手研究者向けの研究費も多くあり、私の着任以後、当科からもスタッフ、若手医師らが科研費基盤Cや若手研究B、財団助成、センター内の研究費を獲得しています。

宮本予防検診部長の生物統計家や、宮本部長が副バンク長を兼任し、当科併任の冨田と野口が室長のバイオバンク、当科併任の孫が室長の創薬オミックス解析推進室や遺伝子検査室等の研究支援体制が充実しています。国循の医師の出身大学は全国におよび、部長の出身大学は阪大、京大、九大、岡山大、東北大、神戸大等、全国にわたり、合衆国のようです。

新病院で全ての医師が同じフロアにデスクをもち、全科全ての医長と医師が一つの部屋にデスクをもっており、科の間の心理的な壁が低いのが特徴であり、みなが協力して、臨床と臨床研究を行っています。当科以外に、脳神経外科、脳神経内科、心不全科、予防健診部の部長が京大系で、共同研究が活発に行われています。

LDLアフェレーシスは国循で開発され、家族性高コレステロール血症治療に用いられ、当科槙野がその責任者です。冠動脈プラーク検出可能なMRIや心筋微小循環異常検出可能なアンモニアPET等も保険医療で行われ、心臓内科と共同研究が進行し、糖尿病、脂質異常症における動脈硬化を含めた循環器病の予防と重症化予防に特化した医療を学ぶには最適な場になっています。

現在、当科では京都医療センター等全国の多施設、国循脳神経内科、国循冠疾患科との共同研究で日本医療研究開発機構（AMED）「持続血糖モニタリング（FGM/CGM）の血糖管理における精度・有用性の検証及び健康寿命促進のための血糖変動指標の探索」等の臨床研究が行われています。

国循糖尿病・脂質代謝内科は他病院と同様に、地域医療機関から紹介されて入院され、退院後に地域へ逆紹介する患者数を増やすことを強く期待されており、対応できるように努力させていただきます。当科の特徴として、週1回、全医療職種が集まり、入院の難治例や新患について情報共有し、相談する場として多職種カンファを開いています。当科と共同研究を行っている同志社大学心理学部の心理師が、当科の難治症例等を面談し、多職種カンファにも参加することにより、他病院では改善の難しい症例にも対応がある程度可能になり、場合により繰り返しの入院にも対応しています。

体重200kg、BMI80前後の患者の入院もかなり頻繁にあり、内科治療で対応し、場合によっては西淀川区千船病院肥満外科に紹介することもあります。週末4日間GLP-1導入入院、週末4日間糖尿病合併心疾患スクリーニング入院、平日5日間脂質異常症全身動脈硬化検査入院、肥満症減量14日間入院、糖尿病性腎症7日間教育入院等、さまざまな入院パスを用意していますので、ご相談いただければ幸いです。

新病院では、総室が減り、個室が増えており、個室ならば希望日指定での入院が可能です。2人部屋や総室では希望日からずれる可能性はありますが、ご紹介いただくようにお願いします。

JR京都線岸辺駅直結で、阪急京都線正雀駅から徒歩8分、名神高速吹田インターから車で約20分です。病棟は最上階の10階にあり、見晴らしがたいへんよいです。

今後とも、よろしくご指導お願いします。

くわしくは、国立循環器病研究センターの
ホームページをごらんください。
→ http://www.ncvc.go.jp/hospital/
→ http://www.ncvc.go.jp/pr/brochure/pdf/vol.32_
　 web.pdf

思い出すままに

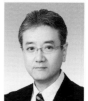

昭和61年卒
京都大学大学院 人間・環境学研究科 認知・行動科学講座 教授
林 達也

　京大病院での研修後、市立舞鶴市民病院に勤務していたとき、葛谷英嗣先生が舞鶴に講演に来られた。懇親会で「最近、糖尿病にとても興味を持つようになりました」というような話をしたことを契機に、平成2年4月から大学院生として葛谷研究室に迎えていただけることとなった。

　研究室では、井上 元先生から、骨格筋を研究することの将来性や糖輸送（glucose transport）の意義について示唆をいただいた。その後現在まで、骨格筋や糖輸送は私の研究対象であり続けている。岡本元純先生には、インスリンによるPI3キナーゼ活性化の研究に誘っていただき、その成果が学位論文になった。論文が通ってお礼を申し上げた際、「僕に感謝は要らないので、ぜひ若い人たちの面倒を見てあげてください」とのお言葉をいただいた。以来、「先輩への感謝は後輩に返す」が私の座右の銘となっている。

　骨格筋研究に関連して、葛谷先生に農学部の伏木 亨先生をご紹介いただいた。伏木先生は栄養化学がご専門であるが、運動によって糖輸送担体GLUT4が筋細胞表面にトランスロケーションすることを明らかにされた方でもある。私は平成8年から3年間、米国ボストンのジョスリン糖尿病センターでポスドクとして研究生活を送ったが（中尾一和教授のご推薦で鈴木万平糖尿病財団の海外留学助成を得ることができた）、当時あまりわかっていなかった「運動とGLUT4を結びつける情報伝達経路」を研究課題に設定した。そして幸運にも、AMPキナーゼが運動によるGLUT4トランスロケーションを誘導するという「AMPK説」を提唱することができた。

　院生時代には、運動療法にも興味を持つようになり、教養部の森谷敏夫先生の応用生理学研究室によく伺った。中尾教授は私に「糖尿病・運動療法外来」を担当させてくださり、また運動負荷試験ができる部屋も用意してくださった。意気に感じた一方で、どこまでのことができるか不安があった。

　しかし、ちょうど同じ時期に、運動療法のご経験の深い桝田 出先生が医局に所属され、大船に乗った気持ちで取り組むことができた。留学後には、森谷先生から健康運動指導士の鴇田佳津子先生と梅田陽子先生の紹介を受けて、座位運動プログラム「すわろビクス」「鍛えマッスル」を作成することができた。しばらくしてジョスリン糖尿病センターから運動療法のビデオ制作の協力依頼があり、両先生が渡米して出演し、我々のプログラムが世界に紹介される結果となった。

　その後、平成16年に、森谷先生と同じ人間・環境学研究科に職を得ることとなった。そこには研修医の時の指導医、津田謹輔先生がおられて、森谷先生とともに新米助教授の私に多くのことを教えてくださった。

　思い出すときりがない。書きたい出来事やお世話になった方々がたくさんある。この文章を書いていて、少しずつでも若い人たちに返していければとあらためて思った次第である。

38 中尾一和教授の思い出

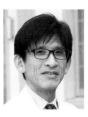

昭和62年卒
九州大学大学院 医学研究院 病態制御内科学分野（第三内科）教授
小川 佳宏

　私は京都大学医学部を1987年に卒業し、医学部附属病院と財団法人田附興風会北野病院で内科研修を終え、1989年に第二内科に所属して以来、中尾一和教授に御指導いただいています。中尾教授は1992年に井村裕夫前教授の後任として第二内科の教授に着任されましたので、私は2003年に東京医科歯科大学に転出するまで中尾教授の第二内科の前半10年余りを御一緒させていただきました。

　中尾教授の着任当初の第二内科では、総合内科学講座として幅広い領域にわたって診療活動と研究活動を展開しており、さまざまな新しいことにチャレンジさせていただいたように記憶しています。

　最も印象に残っているのは、伊藤 裕先生（現慶應義塾大学教授）や向山政志先生（現熊本大学教授）の留学時代の恩師であるハーバード大学Brigham and Women's HospitalのVictor J. Dzau教授との連携により、米国に研究室を構えて日本から研究者を派遣して米国の研究者と共同研究を展開するという壮大な計画です。

　当時米国留学中であった荒井宏司先生（現京都工芸繊維大学教授）と私は初期の立ち上げを命ぜられ、忘れることのできない経験をさせていただきました。一方、この時期には、肥満を起点として発症する糖尿病や高血圧などの慢性疾患が「成人病」として包括的に取り扱われるようになり、シンドロームXや内臓脂肪症候群という概念が提唱されるようになりました。このような時代背景を踏まえて、教室のスタッフによる糖尿病や高血圧、動脈硬化症などの病態や治療を一般市民に対する啓発活動として成人病予防のための市民講座を開催されました。いまでこそ珍しいものではありませんが、当時は教室全体で取り組む市民講座はほとんどなく、斬新な企画として印象に残っています。

　中尾教授の着任当初、私は助手として分子医学グループの責任者として、発生工学的手法を用いた遺伝子操作マウスの解析により、中尾教授のライフワークであるナトリウム利尿ペプチドファミリーの臨床的意義に関する分子医学的研究を担当しました。1994年のレプチンの発見後には、新たにレプチンのトランスレーショナル研究を担当することとなり、これが契機となって第二内科の肥満症に関する臨床と研究が活性化され、現在の脂肪萎縮性糖尿病におけるレプチン治療の基盤になったものと思います。

　プロジェクト指向性の分子医学グループは、当時の主流であった臓器疾患別に専門化していく時代の流れには必ずしも合致するものではなく、私自身も少なからず不安を感じていましたが、ユニークな臓器横断的研究を推進できたように思います。余裕のある大きな内科学講座において成せる業でしたが、新しいブレークスルーを夢みて必死でもがいた青春時代のように思い出されます。

　中尾教授はアイデアマンであり、その先見性・大胆さと実行力に、教室員として大きなプレッシャーを感じることもありましたが、新しいものを創造する喜びを実感することができる貴重な経験をさせていただきました。

第二内科という場所がもたらしたもの

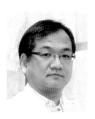

昭和63年卒
国立病院機構 静岡医療センター 副院長
岡崎貴裕

　研修医を修了して第二内科へ入局し、まだ右も左もわからない状態で最初に出席した学会が日本臨床免疫学会（長崎）であった。演題を発表するわけでもなく学会というものの雰囲気を知るためにいったわけなので、自分の興味の赴くままに唯々聞き流していた。

　井村裕夫教授が神経・免疫・内分泌に関する講演をされる予定だったので、私は2階席の前列から拝聴した記憶がある。恥ずかしながら詳細は覚えていない。しかし、それぞれの分野の連関がヒトの生理学的なバランスと病態を形作っている可能性が心の中に残された。

　それから約10年後、留学先のNIHの研究室の図書室で一つの論文が目にとまった。その論文は、アンジオテンシンType1受容体のノックアウトマウスにおいて、T細胞の増殖活性がおちるというものであった。大学院から留学先の研究室においてもずっとT細胞による抗原認識と細胞障害メカニズムの研究に携わってきた私にとって、その論文は極めて斬新な結果であった。

　以来、免疫が、自己であれ外来抗原であれ、その破壊と排除だけではなく、生体内での生理機能に関与する可能性があっても良いのではと考え始めた。帰国後、vasculitisの診断と治療の方向性を探られていた尾崎承一教授のもとで、その考え方は、自己免疫反応による血管破壊の結果としての血管炎という病態以外に、血管の生体機能に影響を与える機能不全あるいは変性病態（vasculopathy）もありうるのではないかという着想に変化していった。顧みると、このことが、T細胞と血管収縮の調節因子との関係性を探る上での大きな動機づけとなったことは疑いようがない。

　現在の臨床医学の大きな潮流は、Clinical studyである。様々な研究から得られた既定の仮説を大規模なMass studyによって検証し、その結果は医療現場にガイドラインとして反映される。これが極めて重要であることは、いうまでもない。

　では、このClinical studyを行う上での既定の仮説はどこから来るのであろうか。基礎医学から得られる結果だけが仮説を生み出すわけではない。基礎医学から提示されてくる仮説だけで論理付けることのできない臨床現場の事象も数多くあり、その矛盾を探ることにより、新しい仮説を生み出そうとする行為もClinical researchとして重要であると私は考えている。前者のClinical studyは、結果如何を問わずその結果が臨床現場に反映される。これに対し後者のClinical researchにおいては、その行為のすべてが何らかの成果を伴うものではない。新しい仮説を提示するためには既存にはない発想が必須となり、その獲得は容易ではない。

　私にとっての第二内科は、専門分野の違いから生み出される考え方の違いを感じ、時にはそれを取り込み、自分の分野にある矛盾を説明できないかどうか、自身の問題のみに囚われずに考えることの重要性を、常に教えてくれる場であったように思う。その意味において、第二内科で大学院時代を送ることができたことは、私にとって無二の財産となったのではないかと考えている。

第二内科の思い出

昭和63年卒
国立循環器病研究センター 研究所 分子生理部 部長
中川 修

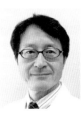

　同門の先生方におかれましては、益々ご清祥のこととお慶び申し上げます。

　私は昭和63年の本学卒業後、附属病院と兵庫県立尼崎病院での内科研修の後、大学院生として内科学第二講座（第二内科）に入局させていただきました。当時主宰されていた井村裕夫先生のもと錚々たる先生方が集われ、活気とアカデミズムにあふれた教室に憧れたことをよく覚えております。

　附属病院研修医としては、内科ローテーションの4ヶ月という短い期間ながら、原発性アルドステロン症、再生不良性貧血、インスリノーマなど、様々な専門的疾患の担当をさせていただきました。また、旧内科病棟から患者さんと一緒に現病棟に引越しをした、歴史的な現場に立ち会った学年の一人です。私は2ヶ月だけ旧内科病棟で研修をさせていただいたのですが、当時の様子をかなりはっきりと覚えております。病室・ナースステーション・研修医室など、諸先輩にとって懐かしい思い出の場所かと思いますが、どこかに写真は残っているのでしょうか。

　アルドステロン症の症例を担当させていただいた縁で、研修医時代より高血圧・神経内分泌研究室として活動されていた中尾一和先生のグループにご指導を受け、心血管系と内分泌学に興味を持っていたこともあり、大学院生として配属をお願いいたしました。高血圧・神経内分泌研究室には、斎藤能彦先生、伊藤 裕先生、向山政志先生、荒井宏司先生、細田公則先生、菅 真一先生、小川佳宏先生など、素晴らしい先輩方が揃い、学生時代研究に縁のなかった私を迎え入れ、ゼロから色々なことを教えていただきました。当時の研究グループの熱心で真摯な取り組み方を学んだことは、その後の私の大きな財産になっております。「暗いうちに帰ろう」という合言葉で夜遅くまで実験に励んだこと、現在の研究室メンバーにもよく話しますが、プレッシャーをかけているのではなく、本当に楽しい思い出です。

　現在自分が研究室責任者としてメンバーに多大な苦労をかけていますと、中尾先生が本当に素晴らしい研究室を作り上げておられたこと、その環境で勉強させていただけた幸運を痛感します。他の研究室の先生方も、研修医時代を含めていつも親しくご指導くださいました。また、その後熊本大学循環器内科学講座においても、第二内科同門の泰江弘文先生よりご指導を受けることができ、現在でも熊本大学の先生方にお世話になっております。

　私は平成26年秋に国立循環器病研究センター研究所に異動し、テキサス大学時代から始めました、心血管系の発生・形態形成における転写調節因子・シグナル伝達機構の研究を行っています。現在も井村先生、中尾先生をはじめとして同門の先生方には温かいご指導・ご鞭撻をいただき、心から感謝しております。今後、第二内科の同門の先生方が京都大学、他大学、病院等、様々な場所で益々活躍されることを心から祈念いたします。私自身も臨床的意義のある医科学研究を行うことを目標として努力してゆきたいと考えておりますので、ご指導のほど宜しくお願い申し上げます。

学恩に感謝

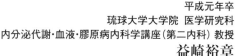
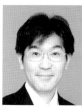

平成元年卒
琉球大学大学院 医学研究科
内分泌代謝・血液・膠原病内科学講座（第二内科）教授
益崎 裕章

　このたび、『京都大学医学部内科学第二講座——百十五年の歴史と伝統』に同門会員雑感を寄稿する機会を与えて戴き、京都大学第二内科同門会の皆様、編集委員会の先生方に深く感謝申し上げます。長年にわたり御指導を賜っております井村裕夫名誉教授、中尾一和名誉教授、稲垣暢也教授をはじめ平素より大変御世話になっております諸先生に改めまして厚く御礼申し上げます。

　私は平成元年に京都大学医学部を卒業し、平成4年に井村先生の最後の大学院生の一人として博士課程に入学、中尾教授、小川佳宏先生の御指導により医学博士を取得し、平成12年からの3年間はハーバード大学医学部ベス・イスラエル・ディーコネス医学センターのジェフリー・フライヤー教授：前ハーバード大学医学部長のもとに留学させて戴きました。

　その後、平成21年から御縁を戴いて現在の琉球大学大学院医学研究科内分泌代謝・血液・膠原病内科学講座（第二内科）に着任し、早七周年を迎えました。現在、副医学部長（研究・教育）を担当しており、数年後に控える医学部・附属病院の移転・国家プロジェクトとして内閣府主導で進められている国際医学研究拠点化事業に取り組んでおります。

　沖縄は今、肥満症や糖尿病の蔓延が著しく、かつての健康長寿ブランドが急速な崩壊を起こしています。人類史上、未曽有の超高齢化社会を迎えた我が国の近未来の医療の在り方を先取りして映し出すモデル地域とも言われており、同じ遺伝的背景を持ちながら同一地域に共存する百寿健康者と若年の不健康者の比較は実に示唆に富むものです。これまで私が専門としてまいりました肥満症や糖尿病の研究や臨床の取り組みがゆくゆく沖縄クライシスの改善・復興に結び付くことを願って日々、精進しております。

　昨今、日本の臨床・基礎医学の中で内科学教室のプレゼンス低下が叫ばれており、研究領域や臨床領域における臓器別・細分化の弊害も噴出しています。幸い、琉球大学第二内科は内分泌代謝・血液・膠原病リウマチの3分野の臨床・研究・教育を担当しており、全身を診る本来の内科学のスタンスを堅持・発展させるように努めております。この点におきましても、ホルモンや自律神経による全身の機能調節や臓器連関を考えながら研究や臨床に携わる視点、まさに京都大学第二内科で学ばせて戴いたことや経験させて戴いたことのすべてが現在の私の大きな支えとなっております。

　総回診や医学生の講義では血液内科や膠原病リウマチ内科の最新治療や研究の最先端も伝える必要があり、新たな気持ちで謙虚に、新しいことを学んでいく楽しみと喜びもたっぷり味わっております。自分にとっての異分野は専門領域の研究や臨床のヒントに溢れていることを実感しております。最近では膠原病や血液悪性腫瘍の英文論文も自分で書けるようになり、三、四年あればまったくの新規分野に参入できるという自信にも繋がっています。

　京都大学第二内科同門会の皆様の御健康とますますの御発展を祈念し、近況報告と御挨拶に代えさせて戴きます。

記憶

平成元年卒
国立循環器病研究センター 予防健診部 部長
宮本恵宏

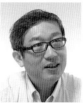

　物事に関する記憶が人と異なることが多いと思うことがあります。例によって自分の記憶力が低下したためであろうとも思うのですが、そもそも人によって捉え方が異なるために、初めから違う記憶となっていることもあると思います。記憶というものは、元来客観的なものではないのかもしれません。第二内科にかかわる私の記憶を書かせていただきます。それは違うよと思われる方もあると思いますが、ご容赦ください。

　私は、昭和59年に京都大学に入学し平成元年に卒業するまで、ほとんどを医学部の軟式テニス部で過ごしました。監督には清野 裕先生が、コーチには田港朝彦先生がおられ、厳しいご指導と温かいご援助をいただきました。私がキャプテンの時に、今はなくなってしまった南部生協の前のコートの地盤改修と、西日本大会での団体準優勝ができたのはそのおかげです。第二内科のポリクリでは、井村裕夫先生の外来に初診を受けに来た米国人の問診と診察を担当し、医学の知識も英会話力も全くないために、四苦八苦したことを覚えています。

　第二内科は難しいというのが第一印象でした。研修医の時に担当した原発性アルドステロン症の患者が入院中に合併症をおこしてしまったこともありましたが、井村裕夫先生、中尾一和先生とその研究室の斎藤能彦先生、向山政志先生、菅 真一先生や小川佳宏先生には臨床医としての義務と責任を教えていただきました。静岡県立総合病院の研修医の時には、留学から帰国されたばかりの井上達秀先生から内分泌疾患のことを教えていただきました。中尾一和先生からお誘いをいただき第二内科に戻ることにいたしましたが、大学院の入学試験で不合格になり、医員として1年間採用いただき、1年遅れで大学院に入学することが出来、吉政孝明先生と荒井宏司先生に研究の方法を教わりました。1年後輩で山下 潤先生が入学され優れた研究を次々出されたことは刺激になりました。私の研究はなかなか進まず時間がかかったのですが、おかげで泰江弘文先生、斎藤能彦先生にご指導いただく機会がいただけたことが有難いことでした。

　大学院修了後、吉政康直先生に旧国立循環器病センターに呼んでいただき、糖尿病の臨床を一から教えていただきました。そして、そのような未熟な私でしたが、清野 裕先生のおかげで日本糖尿病協会の糖尿病連携手帳の作成に参加させていただきました。

　現在は、予防医学や疫学研究の仕事をしております。私が国立循環器病研究センターの予防健診部と予防医学・疫学情報部の部長になるために中尾一和先生に推薦状のお願いをした時に、「どうして君がそういう仕事をしているのだね」と言われた時は、恥ずかしいと同時に嬉しい気持ちでした。

　ここまで仕事を続けてくることが出来たのも、これから仕事を続けていくことが出来るのも、多くの第二内科の先生方からいただいた記憶のおかげだと思います。そして、これから私がこの第二内科の記憶のようなものを若い方に与えることが出来ればと思います。

　ここにはあげさせていただいてはいないのですが、記憶をいただいた多くの第二内科の先生に心より感謝申し上げます。

43 第二内科との出会いと今時の大学生

平成元年卒
滋賀大学 保健管理センター 所長・教授
山本祐二

　私と第二内科の出会いは、昭和58年に入学後間もなく入部した京都大学交響楽団の先輩に紹介されたアルバイトに始まります。それは葛谷英嗣先生の研究室のマウスのケージ交換でした。それをきっかけに葛谷研究室に出入りするようになり、自然と研究を手伝うようになりました。服部正和先生や吉政康直先生についてマウスの解剖やヒトインスリンレセプター精製などを手伝い、基本的な実験手技を身につけました。医学部生が直接研究に触れるカリキュラムが無かった時代に、研究というものを肌で感じることができ、貴重な経験となりました。

　また研究以外においても、「せっかく京都にいるのだから、できるだけ本物に触れなさい。倹約もよいけど、たまにはおいしいものを食べなさい」と助言をいただき、仕送りやバイトのお金を貯め、海外一流オーケストラの来日公演や展覧会を見聞するようになり、島根県石見地方出身の田舎者の世界を広げていただきました。卒後の進路で悩んだ時、葛谷先生に「医学部に入ったのだから、医師になってヒトの病気を対象にした研究をしたらどうか」と誘われ、第二内科を志望しました。

　臨床実習、附属病院及び静岡県立総合病院での内科研修、大学院での研究、日本赤十字社和歌山医療センターへの赴任、ジョスリン糖尿病センターC. Ronald Kahn博士の研究室への留学と帰国、その節目節目で中尾一和先生を始めとした第二内科の多くの先生の教導と御助力を賜り深く感謝しております。

　さて、私は平成23年に滋賀大学保健管理センターに赴任し、学生、教職員併せて約4,200名の心身の健康管理を担っています。全国大学保健管理協会等で活動しています。全国の国立大学法人の学生健康診断とアンケート調査を集計した調査報告によると、男子大学生のおよそ1割がBMI（Body Mass Index）25以上の肥満、女子大学生のおよそ2割がBMI 18.5未満の痩せを呈しています。運動習慣が無いと回答した学生が男女ともBMIで0.3～0.4ほど低いことは、体組成において筋組織よりも脂肪組織が多いことを示唆しています。また滋賀大学において朝食を毎日摂る習慣の無い学生は、男子で5割、女子で3割にも及びます。現在の食習慣・運動習慣が将来の健康に結びついていることをしっかり教えていきたいと考えています。

　今や大学進学率は50％を超え、若年人口の減少にともない、学生は小・中・高と手厚く保護され大学へ進学して来ます。核家族化や共働きなどが原因で、我が子をじっくり見守る余裕がなく、成長に伴い段階的に我が子の自立を促し、社会性を身につけさせることが難しいのでしょうか。言われるがまま自ら考えることをせずに過ごしてきた若者が、大学入学後に現実での行動選択の自由と自己責任の拡大に直面し、戸惑いや不安を覚え、大学生活に適応出来ずに苦しみ、保健管理センターへ助けを求めてやって来ます。一部は下宿に引きこもり、単位が取れず留年を重ね、休学や退学に至るケースもあります。大学におけるメンタルヘルスケアの必要性は近年とみに高まっています。

　現在の我々は皆、少子高齢化社会、政治経済問題など常に漠然とした将来への不安に晒されて生きています。将来への希望が見つけにくいままでは、健康であろうとする意欲が萎えてしまわないかと危惧するこの頃です。

44 地域創生と医療

平成2年卒
医療法人弘生堂須田医院　内科・心療内科・小児科
須田道雄

　私は、世界遺産の石見銀山にも近く、地元出身の建築家 高松 伸（京大名誉教授）の設計した、世界一の砂時計のある、島根県大田市仁摩町で診療所を開業しています。当地域は集落によっては50％を超えるほどの高齢・過疎化が進行しており、車がなければ交通・生活に不便な所ではありますが、住民が健康的で希望の持てる地域創生に医療を通じて関わりたいという思いで診療しています。

　平成2年に島根医科大学を卒業時、地元に戻って診療所を継ぐことは当然と考えていた私は、（故）田中 修解剖学教授に相談し、専門科をローテートできる京都大学で研修させていただきました。

　当初は、患者数の多い、循環器科や消化器内科を専門にすることが重要と思っていましたが、ローテート後には、各臓器との関連性の持てる臨床が重要だと感じるようになりました。内分泌学は限られた臓器を対象にするのではなく、すべての臓器と関連し、内分泌・代謝、神経、免疫、血液、心臓、肝臓、腎臓などの疾患臓器別の専門グループを持ち、各分野をつなぐ機能が中尾一和教授の内科学第二講座にあることに魅力を感じて入局致しました。

　頭もできも悪かった私に、実に多くの先生、医療スタッフ、秘書や事務の方々から、数々の忘れられない思い出と学ぶ視点をいただきました。研修医時代から、指導医をしていただいた優しい田中 清先生には、骨代謝分野の立ち上げにご指導・尽力いただき、研究・論文作成を手とり足とり教えていただきました。研究では、小川、益崎、小松、夏井、福島先生…から優れた発想と視点を学ばせていただけましたし、臨床では、神経の立岡、石川先生、内分泌の島津、黄、越山先生に赴任先の京都市立病院を通じて丁寧にご指導いただけたことは幸運でした。学んだことがそのまま臨床に直結するわけではないことも臨床を通じて実感させられました。

　現在、当院に来院される方の70％以上が65歳以上の方で、訴えの内容からは、老々介護に伴う不安、介護する側の疲労や若者への肉体的負担も増えており、様々な疾患の背景には、抑うつ・不安・葛藤を抱えておられる方が多く、これを脳内情報処理の混乱と捉えて関わっています。

　ひとは、一人ひとりの興味や重要度という各人の脳内のフィルターを通して、様々な情報を入手し、既存の脳内に記憶された情報との間で、整合性のある解釈可能な情報処理をしようとしますが、整合性が保てず、情報処理困難な状態が継続すると、内分泌・自律神経系を介した様々な心理的、肉体的反応を生じます。臨床現場では、自己を抑制し、他者に適応し続けることで、自律的な自己選択が困難となり、様々な症状につながる状況が少なくありません。

　その解決には、従来からの治療とともに、周囲や他者に過度に囚われることのなく、一人ひとりが自律して目標に向かえるように導く、医療側の視点と支援が必要だと感じています。

　「健康とは、単に疾病に罹患しないということではなく、自分自身の目標に向かって機能していること」と考え、ひとが機能できる医療支援を模索していくことで、地域創生につながるものと信じて活動していきたいと思っています。

（https//suda-c.jp/ 須田医院）

[45] 女性医師・研究者としての28年間の歩み

平成3年卒
国立病院機構 京都医療センター
臨床研究センター内分泌代謝高血圧研究部 部長
浅原哲子

この度は『京都大学医学部内科学第二講座――百十五年の歴史と伝統』の発刊を心より祝します。私は、平成6年に京都大学医学部内科学第二講座に入局致し、大学院博士課程では糖尿病・肥満／分子医学グループに所属させて頂き、中尾一和京都大学名誉教授、小川佳宏（現）九州大学教授のご指導の下、糖尿病と肥満に関する基礎研究、特に"レプチンの中枢性摂食調節作用"に関する分子生物学的研究に従事致しました。当時、レプチン発見直後でもあり、世界各国から毎週研究論文が輩出される中、先生方のご指導の下、国内外の多くの学会・研究会にて発表の場を頂き、大変貴重な経験をさせて頂きました。

大学院卒業後は大阪府済生会野江病院を経て、平成13年より京都医療センター糖尿病センターに赴任し、第二講座の先輩方のご指導の下、医師・コメディカルによるチーム医療を特色とした肥満外来を開設致しました。この経験を基に平成21年に『チームで撲滅！ メタボリックシンドローム』、平成26年に栄養士と共同で『メタボ外来のやせるレシピ』、また『メタボ外来のやせる弁当』、さらに一般書として『読むだけでやせる女医の言葉』を上梓致しました。

平成16年に臨床研究センター糖尿病研究部室長に就任し、10年間で約2,500例の国立病院機構（NHO）多施設共同肥満症・糖尿病コホートを構築し、肥満症の心血管病発症率などのアウトカムを報告して参りました（"CJASN", 2011, "Atherosclerosis", 2015）。平成26年からはAMED研究事業において「日本人糖尿病合併症予防の為の診療科間・地域連携の構築」研究などを行い、多くの同門の先生方に研究推進のアドバイス・ご登録・ご協力を頂きました。

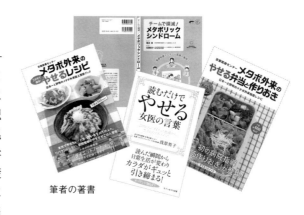

筆者の著書

平成28年4月からは内分泌代謝高血圧研究部長として、広く内分泌・代謝の診療と臨床・基礎研究、また臨床遺伝専門医として遺伝診療部を推進しております。この13年間、診療・研究・学会・研究会活動ができましたのは、第二講座の諸先生方の高い見識と英知によるご指導の賜物であり、同門の先生方の温かさをひしひしと感じております。

これまで、私は女性といって特別に男性と区別して医師・研究者として歩んできた訳ではありませんでしたが、最近はやはり、女性医師・研究者としてのワークライフバランス維持の難しさも感じるようになりました。今後は、女性医師が年々増加する中、これまで多くの先生方にサポートして頂いたことに感謝し、また28年間の自身の経験を活かして、学会活動なども通じて、女性医師・研究者の生涯学習や労働環境改善の推進に、少しでもお役に立てればと考えております。

これまで、同門の諸先輩方の背中を見て歩んで参りました。多くの先生方から教えて頂いた素晴らしいことを少しでも後進の皆様にお伝えできるように、今後も精進して参りたいと存じます。引き続きご指導・ご鞭撻のほど宜しくお願い申し上げます。

46
喜びも楽しみも幾歳月

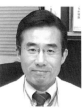

平成4年卒
武庫川女子大学 薬学部臨床病態解析学講座 教授
森山賢治

　同門会の先生方、如何お過ごしでしょうか。
　小人は、平成4年島根医科大学の卒業です。卒業後は、解剖学第一教室に所属しマクロ解剖と発生学を学びました。当時の主宰教授は、故田中 修教授（名古屋市立大学大学院 医学研究科消化器・代謝内科学 准教授、田中智洋先生のご尊父）でした。田中教授は、京大を卒業後、島根医科大学へ赴任されました。その田中教授が招聘されたのが、大谷 浩教授・前島根大学医学部長（昭和56年卒）でありました。田中教授や大谷医学部長より、第二内科の話題を様々に拝聴する機会を得ました。
　就中、当時の島根医科大学には、深瀬政市学長のご薫陶の名残り、遠藤治郎副学長、恒松徳五郎教授、加藤 譲教授、坂根 剛助教授、大迫文麿助教授、村上宣男助教授、西 重生講師をはじめとする第二内科ご出身の先生方が恩師として在職しておられ、京都大学の学風の一端を感じることができました。
　大学院修了・学位取得後は、発生学、殊に下垂体の発生に興味をもっており、基礎研究を継続したいという希望があったため、論文検索をしながら活動の場所を思案しておりました。意中には、いつか京都大学の学風の中に立ちたいという気持ちがあって、第二内科（中尾一和教授主宰）の門を叩き、果たして入局を許されました。入局後は、身分は変遷しましたが、10年間、内分泌学の基礎と臨床、特に発生やホルモン作用の発現に欠かすことの出来ない転写因子について、その基礎を学ぶことが叶いました。
　研究室は、605研究室の半分を間借りされていた赤水尚史先生（和歌山医科大学 第一内科教授）のお部屋に所属しました。当時は、三好洋二先生、秘書の神内麻妃さんと実験助手の平谷仁美さん、旧京大医療短期大学から上奥さんというメンバーで、小さくもアットホームな研究室でした。このようにして、京大における研究がスタートしました。同時期には、田上哲也先生（京都医療センター臨床研究センター 内分泌研究部室長）、ベンチを共有していた笠原正登先生（奈良県立医科大学 臨床研究センター長・教授）も在籍しておられ、今もって交友するというご縁も頂きました。
　その後、武庫川女子大学に在職中で第二内科とご関係のある家森幸男先生や三木知博先生からお声掛け頂き、赴任致しました。そして、只今はここ西宮の地にて臨床病態医科学講座の担当者として奉職させて頂いております。
　本務先は、幼稚園・保育園、中学校、高校、大学、大学院までの一貫校の女子大で、約13,000名の学生が通学し、女子大の規模としては日本最大です。場所的には阪神甲子園球場に近く、開け放った窓から実況中継そのままが流れ来るような場所に位置しています。ラボは4階にあり、春先から夏にかけては、窓より潮の香りがほのかに匂い、海の近さに心地よさを感じております。
　赴任して以来、私立大学故の雑用と事務仕事との格闘ばかりで困惑しております。一方、時折、質問に訪れる学生の笑顔に癒されては研学の思いを新たにしております。多少とも要領を得て、絞り出した時間とエネルギーを研究に割り振りしながら専心従事したいと存念を巡らせております。
　最後になりましたが、もしもご用などが御座いましたら、何なりとお申し越しください。同窓会の諸兄の皆様からのお声掛けをお待ちしております。六甲の山並みを眺めながら。

Close Encounters of the Second Kind

平成6年卒
名古屋大学 環境医学研究所 分子代謝医学分野 客員研究者
西條美佐

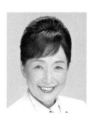

　第二内科ご出身のご先輩、同級、そして後輩の皆様、ご無沙汰しております。

　私は平成6年に京都大学を卒業し、その後第二内科を皮切りに1年間京都大学附属病院の内科で研修、その後大阪赤十字病院で2年間研修の後、京都大学に戻り赤水尚史先生の教室で甲状腺研究をご指導頂き、その後San DiegoにあるLa Jolla Institute for Allergy and Immunology (LIAI) で第二内科ご出身の杉江勝治先生のラボで研究を行った後、現在東京医科歯科大学分子内分泌代謝学分野で小川佳宏先生ご指導のもと、研究を続けております。

　皆様にお伝えしたいのは第二内科での苦しくも楽しかった1年間の研修、そして私が続けている研究のことです。

　第二内科での研修は島津 章先生が指導医で、文字通り一から手を取り足を取りご指導を仰ぎました。当時第二内科には内分泌、血液、免疫、糖尿病、心臓、腎臓と臨床のあらゆる分野の研究室があり、中尾一和先生を総元締めに心臓グループの斎藤能彦先生、高血圧グループのチューベンとしてご指導頂いた小川佳宏先生、腎臓グループの田中一成先生、向山政志先生、甲状腺グループの赤水尚史先生、骨グループの田中 清先生、免疫グループの尾崎承一先生、糖尿病グループの益崎裕章先生と錚々たる先生方からご指導頂きました。

　月曜日の夜は病棟の仕事を終えてから、研修医仲間といっしょに真夜中まで、翌火曜日のカンファレンスの準備をしておりました。どの研究室も真夜中まで電気が煌々とついており、質問に伺うと、どの先生も的確にご指導下さいました。中尾先生を始め、指導医の先生方の厳しくも温かいご指導のもと、研修医みんなでがんばったこの1年は、私の臨床と研究の礎となった本当に貴重な時間でございました。

　臨床での研修の後、赤水尚史先生の研究室で甲状腺の研究を行いました。バセドウ病患者さんのTSAb抗体のHeavy chain, Light chainから単離したV regionをもとに作製したtransgeneを用いてバセドウ病トランスジェニックマウスを世界で初めて作製し、このマウスの血清でhyperthyroidismを確認した時には研究の醍醐味を味わいました。

　学位取得後も研究を続けたく思い、中尾先生にお願いして先に述べましたSan DiegoのLIAIで研究を行いました。ここではGlycosylation Inhibiting Factor (GIF) というCD4T細胞から分泌され、CD4T細胞がInterleukin-4, Interleukin-5, Interleukin-h3を分泌するTh2細胞へ分化するのを阻止するユニークなサイトカインについて研究を行い、今も続けております。

　第二内科の最高の研究者、臨床医の先生方のもとで研修をスタートできたことはこの上もなく幸せで、感謝の気持ちで一杯です。これからは第二内科で学ばせて頂いたことを私なりの方法で社会に還元していきたいと思います。

　まだまだ未熟な私ですが、これからもどうぞよろしくご指導、ご鞭撻下さい。末筆になりましたが、同門の皆様の益々のご活躍とご健康を祈念いたします。

研究と臨床のはざまで

平成6年卒
名古屋大学 環境医学研究所 分子代謝医学分野 教授
菅波孝祥

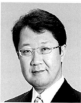

　京都大学医学部第二内科同門会の先生方には、公私にわたりご指導、ご支援をいただき、誠に有難うございます。この場を借りて、改めて御礼申し上げます。

　私は、平成6年に京都大学医学部を卒業後、京都大学医学部附属病院と静岡県立総合病院で内科研修を受けた後に、第二内科に入局しました。大学病院では田中一成先生、菅原 照先生、向山政志先生、静岡では井上達秀先生、西村治男先生に直接ご指導いただき、何の迷いもなく第二内科に進みました。

　大学院時代は腎臓研究室に所属し、腎臓内科医としての研修を受けるとともに、進行性腎障害における内分泌因子の病態生理的意義に関する研究に取り組んできました。特に、ナトリウム利尿ペプチドやレプチンに関する仕事を通して、トランスレーショナルリサーチの重要性を学びました。

　大学院卒業後の平成15年より、同門の小川佳宏先生が主催される東京医科歯科大学難治疾患研究所において、肥満を中心として発症するメタボリックシンドロームの病態生理に関する分子医学的研究を開始しました。母校を離れて新しい研究テーマに取り組むことは、私にとって大きな挑戦でしたが、同門会の先生方の温かいサポートが心の拠り所になりました。小川先生の異動に伴って、平成25年からは同大学内科学講座（糖尿病・内分泌・代謝内科）において再び臨床診療に携わるとともに、慢性炎症を標的として生活習慣病の克服を目指すトランスレーショナルリサーチを経験しました。

　このように、私は、京都大学と東京医科歯科大学において臨床と基礎の両方を経験する中で、様々なバックグラウンドを有するメンバーと切磋琢磨して、臨床応用に繋がる医学研究に従事して参りました。

　その後、平成27年7月1日付けをもちまして、名古屋大学環境医学研究所分子代謝医学分野の教授を拝命致しました。研究は未だ発展途上であり、名古屋大学において新しい仲間とともにより一層精進する所存です。また、このような研究を担う若手研究者の輩出に貢献したいと考えています。

　同門会の先生方には、今後ともご指導、ご鞭撻を賜りますよう、宜しくお願い申し上げます。

腎グループの振り返りと今後の展望

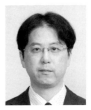

平成7年卒
京都大学大学院 医学研究科 腎臓内科学 講師
横井秀基

　平成7年卒業の横井秀基です。中尾一和先生、向山政志先生にご指導いただきました日々を思い出しながら、現在の状況を報告させていただきたいと思います。

　私は、卒後京都大学医学部附属病院で1年間研修した時に、中尾一和先生、向山政志先生が研究されている心血管ホルモンを標的とした腎臓内科学に興味を覚え、第二内科に入局致しました。その後、関西電力病院と大阪府済生会中津病院で内科研修と腎臓内科研修を行い、特に済生会中津病院の桑原 隆先生、菅原 照先生には大変丁寧にご指導していただきました。

　平成11年に大学院に入学してから、中尾一和先生、向山政志先生のご指導を受け、Connective Tissue Growth Factor（CTGF）の腎臓線維化の意義の研究を行いました。大学院時代の研究の思い出として、特に腎臓にCTGFアンチセンスオリゴを導入することに苦労しましたが、試行錯誤を繰り返し、森 潔先生はじめ研究室の先生方のご助言を受け何とか結果が出せたことは大変良い経験になりました。

　その後医員を務めながら、CTGF過剰発現マウスの糖尿病性腎症の意義の解析を行いました。平成18年には特任助手に任命いただき、笠原正登先生と腹膜透析研究・臨床を開始しました。腹膜透析研究も試行錯誤の連続でしたが、最終的には研究成果を"Kidney International"誌に発表することができました。

　このころから、向山先生と一緒に大学院生を指導するようになり、ナトリウム利尿ペプチド受容体GC-A欠損マウスのポドサイトにおける役割を始め、micro-RNA 26a、N型カルシウムチャネルノックアウトマウス、CTGFコンディショナルノックアウトマウスと複数の研究テーマに携わることができ、いずれも結果が出せつつあることは大変喜ばしいことと思っています。

　平成25年9月から臨床活動を腎臓内科と一緒に行うこととなり、10月には正式に腎臓内科の所属となりました。平成26年4月に、これまでご指導いただいた向山政志先生が、熊本大学生命科学研究部腎臓内科分野教授にご栄転されることとなり、大変嬉しく思っております。翌平成27年7月には、笠原正登先生が奈良県立医科大学臨床研究センター長にご栄転され、平成28年4月には森 潔先生が静岡県立大学薬学部特任教授にご栄転され、腎臓グループの先生方が複数の大学でご活躍されることに喜んでおります。

　現在は、腎臓内科の一研究室として横井グループがあり、大学院を終えたメンバーは臨床スタッフとして活躍しています。忙しい臨床の中、研究活動も継続しており、彼らの努力には頭が下がる思いです。菅原先生を始め関連病院の先生方には多大なご支援をいただきながら、外来・病棟・透析などの臨床活動やポリクリなどの教育活動に忙しい日々を送っております。平成27年横井グループに新しい大学院生を迎えることができ、今後も第二内科で勉強したことを活かしながら、研究活動も行っていく所存です。

　第二内科で培いました人脈や糖尿病・内分泌・循環器分野の研究・臨床活動は現在も大変役に立っており、自分らしい研究を発展させていきたいと考えております。

　最後になりましたが、ご指導ご鞭撻をいただきました先生方、一緒に仕事をしていただきました先生方に厚く御礼申し上げます。

50 第二内科という心の故郷

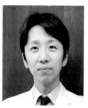

平成8年卒
おうみリウマチ膠原病・内科クリニック 院長
川端大介

　平成7年秋、東京の順天堂大学6回生であった私は、先輩の勧めもあり都内の病院に就職することを検討していたが、折しも父が懇意にさせていただいていた井村裕夫先生（当時京都大学総長）とお会いする機会を得た。先生から大きな感銘を受けた私は翌日、京都大学第二内科に入局すべく、願書を取り寄せたのであった。

　入局当時、第一臨床研究棟6階には臨床病態医科学の様々な研究グループの部屋が立ち並び、多くの医局員が昼夜を問わず働いていた。まさに「内科の総合商社」であった。私の同期入局者は18人おり、研修医室は混雑を極めたが、同期の仲間と寝食を共にし、苦労を分かち合った経験は私の財産でもある。

　当時、教授回診前カンファレンスは、教授の前で研修医が順に発表するという、1週間で最も緊張する行事であった。診療科の特性上、多くの合併症と問題点を抱えた患者さんを担当することが多かったが、患者さん個々の問題点を1つとして漏らさず解決に導こうとされる中尾一和教授の御姿勢には大きな感銘を受けた。目の前の患者さんの治療方針を小さくまとめない、妥協しないという姿勢を先生から学ばせていただいたと深く感謝している。

　平成11年臨床病態医科学の大学院に入学時に、免疫研究室（615研）を率いておられたのは尾崎承一先生（当時助手、現・聖マリアンナ医科大学学長）であった。尾崎先生は情熱的で大変温かみのある先生であり、出来の悪い私をいつも優しく見守って下さった。尾崎先生に御紹介いただいた膠原病患者さんの患者会（膠原病友の会）との出会いは私の膠原病への強い思いを一層固めることとなり、現在に至る膠原病の啓蒙活動のインセンティブとなっている。

　平成12年、京都大学に臨床免疫学講座が創設され、免疫研究室が移籍することとなったため、私も自動的に第二内科を離れることとなってしまったが、中尾先生には院内でお会いする度に「どうや、元気にやってるか」とやさしくお声をかけて下さり、大変嬉しかったのを覚えている。

　最近になって第二内科自体がなくなってしまったことを知り、驚いたと同時に大きな寂しさを感じている。とはいえ第二内科出身の諸先輩方は現在、全国の大学、病院で活躍されており、第二内科の精神は受け継がれていくのだと思っている。

　大学を離れた現在も「第二内科」「北病棟6階」「第一臨床研究棟6階」という言葉を聞いたときに自分の胸に込み上げる「何とも言えない懐かしさ」は、自分が第二内科出身者であるというアイデンティティーを強く自覚させてくれるものである。第二内科は自分の医師としての出発点、心の拠り所として私の心の中にこれからも存在し続けるのであろう。

　第二内科でお世話になった全ての先生方に、この場をお借りして心より御礼申し上げる次第である。

51 人生、先が読めないからこそ楽しむ

平成10年卒
国立循環器病研究センター ゲノム医療支援部 遺伝情報管理室室長／
バイオバンク バイオリソース管理室室長／糖尿病・脂質代謝内科
冨田 努

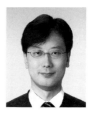

　平成13年の大学院入学の際に入局しました。第二内科で多くのことを学ばせていただきましたが、一番大きかった教えは「怒ってはいけない」ことでした。なぜ、怒ってはいけないのか？ いくつか理由がありますが、主だったものを挙げれば、一つ目は、怒っただけで問題が解決することは少なく、周囲には「怒った事実」のみが印象に残り「怒った理由」を覚えてもらえないので、長い目で見ると良いことがないため。二つ目は、腹が立つというのは事態が思い通りにならないからですが、「塞翁が馬」の通り、後から見たときには必ずしも「悪い事態」だったとは限らず、それぞれの時点で感情がわき起こるのは当然であるものの、事実に基づいて論理性をもって粛々と仕事をこなすことが将来に後悔しないために重要だから。聞いてみればごもっともな理屈ですが、もともと怒りっぽい私には実際に行うのが大変難しいことでした。しかし、何度も教わるうちにそういうものか、と慣れてきました。特にこれは、今後も気をつけて守るようにしていこうと思っています。

　大学院に入った頃にちょうど診療科の名称が「内分泌・代謝内科」になりました。私の専門は糖尿病および肥満になるのですが、その背景で主に内分泌学の教育を受けたことになりますし、実際にこの三つすべての学会で専門医の資格を得ております。

　内分泌学では「注意深い人」だけが所見に気づくとされていますし、ホルモンの「良い面と悪い面」の両方にいつも目を配る必要があります。常に一方向で考えていると大いに批判を浴びますが、診療のためには考えを進めていかなければならないのが日常で、そのため自然と普段からそういった癖がついてきました。つまり、物事には良い面と悪い面があるのが当たり前であり、片方の解釈にのみ引きずられて真実から逸脱することのないように注意すべきであるが、立ちすくむことなく覚悟と意図をもって進んでいかなければならない、というのが内分泌学の基本的なスタンスで、これは生きる上でも全くもって当てはまることが多いと考えております。

　私は父親が国家公務員で引っ越しが多く、慣れたと思ったら行く先々でカルチャーショックを受けることの多い子供時代を過ごしました。厳しいと評判の第二内科に入局しようと思ったのは、場所が変わろうと動じない「本当の何か」を学んでみたい、という気持ちがあったのかもしれません。そして、そこで学んだもう一つ大切なことは「人間は成長し、変わり続けなければならない」ということでした。

　そうしたことを考えていたところ、平成29年より、思いもかけず、京都大学糖尿病・内分泌・栄養内科 稲垣暢也教授のご推挙にて、国立循環器病研究センターにてバイオバンク バイオリソース管理室長として、新天地での勤務が始まりました。また、令和元年にゲノム医療支援部 遺伝情報管理室長を拝命いたしました。第二内科で学ばせていただいた様々な難しいエッセンスを実践できるほど真面目にこれまでやってこられたかは心許ないところではありますが、少なくとも間違いのないように勇気を持って、今後も皆様に貢献すべく日夜研鑽を積んでまいります。本当にありがとうございました。

52 皆さまにご助力を頂いたからこその今

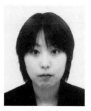

平成16年卒
京都大学大学院　医学研究科
社会健康医学系専攻　医療疫学分野　客員研究員
片岡祥子

　私は平成20年に旧兵庫県立尼崎病院腎臓内科から京都大学大学院医学研究科内科学講座内分泌代謝内科の博士課程へ進学しました。その当時の内分泌代謝内科の印象は、iPS細胞の研究やレプチンの臨床試験などを行う、あらゆる部門で最先端を行く科でした。そして、糖尿病・肥満症グループ、心臓グループ、内分泌・高血圧・再生医学グループ、腎臓グループと多岐にわたる研究室を抱え、メタボリックシンドロームを診療するのに最も適した科でした。

　縁あって、海老原 健先生のご指導を受けることとなりました。海老原先生の指導の下、日下部徹先生、髭 秀樹先生、宮本理人先生、青谷大介先生、後に阿部 恵先生も加わり、穏やかで様々な魅力を持った先生方、そして色々なことで助けて下さる秘書の小山陽子さん、実験助手の永元真由美さんや林 佳子さんと大学院生時代を過ごすこととなりました。

　私のテーマは脂肪肝を呈するマウスにレプチンを持続皮下投与することで脂肪肝が改善することを示し、そのメカニズムを解明することでした。その合間を縫ってレプチンの治験のお手伝いや内分泌疾患の患者を担当させてもらい、日本内分泌学会内分泌代謝科専門医や日本糖尿病学会専門医の資格を取らせて頂きました。

　プライベートでは結婚し、妊娠、出産を経験しました。この7年間は本当に充実していました。

　学位取得期限の最後の年には海老原先生が自治医科大学へ赴任され、直接お会いするのも難しく論文のアクセプトや学位審査では当初不安を覚えていました。しかし、阿部先生や中尾一和先生が指導教官さながらに手厚くサポートして下さり、大変な学位審査の筈がとても楽しくやりがいがあるものになりました。内分泌代謝内科と糖尿病内分泌栄養内科の移行期の中で多くの方々にお世話になり、学位取得ができたことは奇跡に近く、感謝の思いもひとしおです。

　その後、糖尿病内分泌栄養内科の医員として多くの先生方にお世話になりながら過ごしました。妻として、二児の母として、医師としての生活は想像以上に難しく、悪戦苦闘の連日でしたが、医員としての私の強みの一つは内分泌代謝内科出身者としてのネットワークでした。

　内分泌代謝内科では2型糖尿病の患者が狭心症を発症したり、糖尿病腎症を起こしたりするとすぐ廊下の向こうの研究室へ直接赴いてスタッフの先生方に相談に行くことができました。他科受診の手続きの手間も時間もなく、馴染みのある先生方に気軽にご相談させて頂くことでよりすみやかに患者さんの困難に対処できるのは、医員として働く上で大きな利点だったと思います。

　今や日本の社会では高齢化が進み、メタボリックシンドロームが大きな社会問題となっています。内分泌代謝内科はこの社会問題に対応するのに最も適した科であり、やはり時代の最先端だったと実感するこの頃です。

　そして、平成25年9月に、内分泌代謝内科の各グループはそれぞれの科と合併しましたが、私には、メタボリックシンドロームという社会問題に一つの医局ではなく病院レベルで対応するために、内分泌代謝内科の潮流が病院全体を巻き込んだようにも見えます。

　いずれにせよ、内分泌代謝内科時代に学んだことを胸に、精一杯自分の道を切り拓いていく所存です。

53 山あり谷あり大学院生活

平成18年卒
国立研究開発法人 国立循環器病研究センター
生活習慣部門 動脈硬化・糖尿病内科
松原正樹

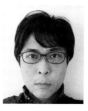

　平成28年秋気いよいよ深くなる頃、私は京都大学メディカルイノベーションセンター（MIC）にて大学院生活の7年目を過ごしている。所属はCCC project、窓外には山中伸弥先生が所長を務めるiPSセンター（CiRA）が佇んでいて、その勢いさながらに第2棟、第3棟が増築されており、その熱気は冷たいガラス越しにこちらにまで伝わって来るようだ。

　自己紹介も兼ねて、私が第二内科に所属するに至った経緯を認めようと思う。平成18年に京都大学を卒業した後、淀川キリスト教病院で初期研修2年、同院総合内科で後期研修2年を過ごした。後者は内分泌内科、血液内科、膠原病内科からなり、各専門分野の症例に加え不明熱の患者が優先的に振り分けられ、難しい症例もあったが、そこでの経験は大変思い出深いものである。各科が臓器別に細分化される風潮の中で、全身の臓器を診れるようになりたいと思い、卒後5年目の平成22年に第二内科に大学院生として入局することを決めた。

　大学院では、細田公則先生のもとで糖尿病・肥満グループに所属することになったが、色々と戸惑うことが多かった。例えば臨床について、意外に各グループの垣根が高く糖尿病患者以外を担当することが困難で、当初の私の期待とは異なった。また研究については、中尾一泰先生のご指導のもとCiRAにて疾患特異的iPS細胞の樹立を開始したのだが、学位論文のためのテーマがなかなか決まらず焦りを覚えていた。

　大学院2年目の夏頃に「部分性脂肪萎縮症患者から樹立したiPS細胞の解析」というテーマでようやく自身の研究を開始したのだが、ある実験の系をめぐって研究室内で論争が起こり、紆余曲折を経て研究開始後1年程して指導医不在の状況で実験を続けることとなった。その後、残念ながらpositiveな結果が出ず、論文化が難しいと決まったのが大学院4年生に上がろうかという時期であった。

　中尾一和先生が定年を迎えて退官された時と重なり、学位を諦めかけていた矢先に、中尾先生がMICで研究を続けられることとなり、「ミトコンドリア病患者から樹立したiPS細胞の機能解析」の提案を頂き、お受けすることとした。CCC projectではラボの立ち上げ、実験系の確立など全てが一からであったが、幸いなことに、生命科学研究科の垣塚彰先生のもとでATPに関する研究をされていた今村博臣先生にご協力して頂いたこと、留学先より帰国された井上真由美先生、神田一先生らがその後CCC projectに加わられご指導頂いたことなどで、着実に研究が遂行できた。

　また大学院の目標の一つであった海外学会での発表も経験出来た。平成26年にサンタフェで開催されたKeystone Symposiaである。一人で行くことになってしまったが、大変刺激的で得るものも大きかった。国際空港のあるアルバカーキーは犯罪が多いことで有名で、びくびくしながらスーツケース片手に移動したことも今では懐かしい思い出である。

　小春日和の候、幸いにして論文投稿を終えることができた。リバイズ、学位審査とまだまだ前途多難ではあるが、思えばここに至るまでの道のりは平坦ではなかった。ただ、CCC projectにお世話になり結果を出すことができて本当に良かったと思う。これまでご指導頂いた中尾先生をはじめ、諸先生方には本当に感謝してもしきれない。長く続いた第二内科の幕切れと共に過ごした一大学院生の耳語として、一部赤裸々な記述もあるかもしれないが、ご容赦頂けると幸いである。最後にこれまで第二内科を支えてこられた偉大な諸兄方の益々のご健勝を心よりお祈りして筆を置きたいと思う。

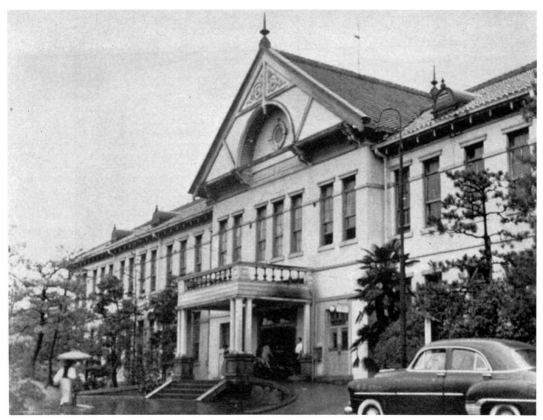

昭和30年ころの病院玄関並びに内科外来診療棟。外来棟は創立当時のもので、内科外来や外来のポリクリはここで行われた

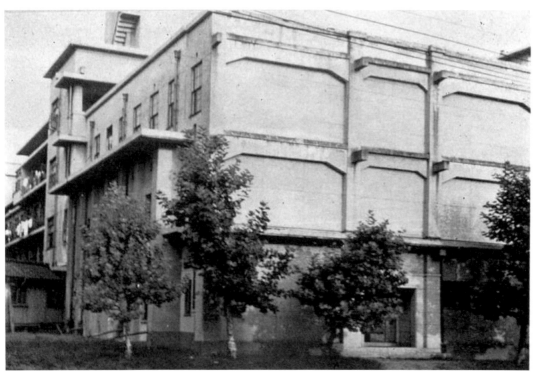

井村裕夫先生の就任当時まで使用されていた旧内科講堂

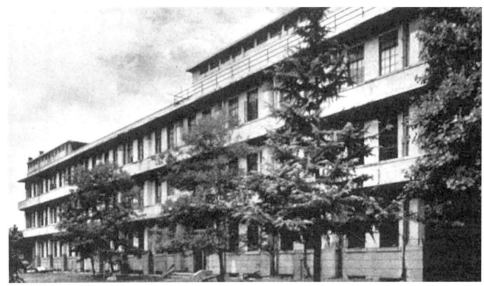

内科研究棟には、内科3講座の教授室や図書室、研究室があり、深夜まで研究が行われた

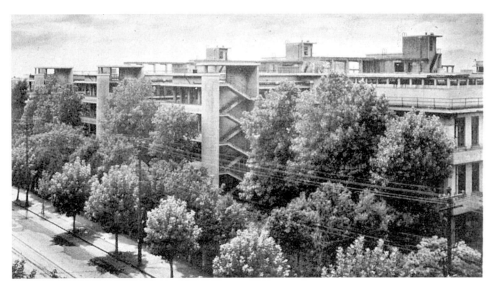

三つの病舎の中病舎が内科学第二講座の病舎であった

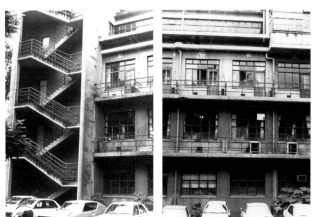

中病棟舎　昭和58年7月5日撮影。池原幸辰氏（昭和42年卒）提供

編集後記

最後に、京都大学内科学第二講座の臨床医学的貢献とそれに関連した思い出をまとめておく。

京都大学内科学第二講座で発見された疾患と
開発された診断・治療法並びに当時の思い出

　深瀬教授の欄で、内科学第二講座の症例検討会（Clinical Conference）で取り上げられた症例がきっかけになり、新症候群として「Crow-深瀬症候群」が認められたことに触れた。病名に第二講座の関係者の名前が残り、症例検討会での白熱した討論が新症候群発見の契機になった。

　第二講座の活動から更に疾患として認められたものとして特発性尿崩症のなかにリンパ球性漏斗神経下垂体炎（Lymphocytic-Infundibulo-neurohypophysitis）があることの発見である。（Imura H., Nakao K., Shimatsu A., et al N. Engl. J. Med.329: 683-689, 1993）。井村教授時代の神経内分泌学の臨床医学研究の成果のひとつである。中尾も院生として2、3症例を担当し、腫大した脳下垂体の生検病理像と最初に生検に同意された中年の女性患者（大阪市）の顔が思い出される。多尿でトイレの無い私鉄には乗れず、当時の国鉄（JR）で通院されていた。その後類似の症例が報告されているが、東アジアに多いようである。

　これと関連して第二講座が発見に貢献した疾患は、鞍上部胚芽種である。教室での最初の症例は、三宅教授時代で、尿崩症で初発し、やがて下垂体前葉機能低下症が進行して、多尿は改善されたが、視力低下、記銘力低下などの中枢神経症状が現れて亡くなった。剖検で鞍上部から松果体部にかけて浸潤が認められる腫瘍で、当初は松果体腫と呼ばれていたが、後に胚芽腫と言う名前に統一された。最初の症例は、名古屋大学の景山教授と同じ年に教室から報告したが、その後経験した症例は井村教授が日本内科学会の宿題報告でも取り上げて議論された。この鞍上部胚芽腫は最近では早期に診断し、治療することが可能となっている。興味あることに、この疾患も東アジアに多い。疾患発生の人種差については、ゲノムを中心とした遺伝的要因と、環境要因の両者が考えられるが、今後検討しなければならない重要な課題である（三宅 儀他 Simmonds症候群を呈する松果体腫瘍−症例報告並びに文献的考察、最新医学16:1156、1961；井村裕夫、神経内分泌学の臨床（第79回日本内科学会宿題報告）日本内科学会雑誌、71: 901-916、1982）。

　中尾は稀少疾患の脂肪萎縮症患者をレプチンで治療するトランスレーション研究を実践して実用化を達成した。稀少疾患である故に全国から患者が集まった。レプチン補充治療の第一例は福岡から入院した小学6年生の女児で、後天性全身性脂肪萎縮症の患者であった。レプチン補充治療は我が国では当然初めてのことであり、血糖値や中性脂肪値は1週間で改善、HbA1cは治療前の10%から2ヵ月後には正常化し、劇的な治療効果が観察された。レプチントランスジェニックマウスと脂肪萎縮症モデルマウスを交配して得た結果と同様の劇的効果を観察し、1例の臨床試験のみで臨床応用の成功を確信できた。一方、主治医も私たちも初回投与のために過度に緊張して患者の女児を不安に陥らせてしまったらしく、その日の夕方、ナースから女児が下痢気味であることが報告された。批判的な声も聞こえてきたが、それでもレプチン投与を継続することを指示した。翌日に、下痢は改善したとの報告を受けて内心は安堵した。予期せ

ぬ出来事であった。臨床応用の実現には時間を要し、厚生省から承認が出たのは初回投与から12年目、中尾が退任する2013年度であった。それでも我が国におけるレプチンの実用化は、米国より1年早く達成された。また米国より広範な適応（部分性脂肪萎縮症も適応）を得ている（Ebihara K., Kusakabe T. Nakao K., et al J. Clin. Endocrinol. Metab. 89:2360-2364, 2004, Ebihara K., Masuzaki H., Nakao K., et al N. Engl.J.Med. 351:615-616, 2004）。部分性脂肪萎縮症の臨床像は多様であり、非典型症例には新規の成因による疾患が含まれている可能性が高く、慎重に検討を進めている（Iwanishi M., Ebihara K., Nakao K., et al Metabolism 58:1681-1687, 2008）。

　井村教授の指導の下に、ANPの心不全治療薬としての実用化に成功した。ANPが松尾、寒川先生らにより発見された1984年の頃は、まだ「トランスレーション研究」や「トランスレーション科学」の用語も概念も無い時代であった。もちろん医師主導治験や医師賠償制度も確立されていなかった。幸いにもペプチド製剤だったので、ペプチド合成で定評のある大阪大学のペプチド研の精度の高いペプチドをフィルターに通して使用した。ペプチドの吸着を防ぐためにブドウ糖を混ぜることも必要であった。当時、患者さんに投与する前には自分自身に投与して有効性と安全性を確認することが求められていた。第二講座の不文律ともいえる臨床試験の前提条件であった。1984年6月、懐かしい古びた中病棟一階の奥にあった負荷試験ベッドで、最初のヒトへの投与としてANPを自分自身に点滴し、尿道カテーテルから導尿して尿量を測定し、ANPの強力な利尿作用を実感できたことは、その後の臨床応用の推進力になり、将来の成功を予感させるものであった（Sugawara A., Nakao K., et al Hypertension 8 I 151-155, 1986）。心不全治療薬としての成功（Saito Y., Nakao K., et al Circulation 76:115-124, 1987）は、その後、BNPの心不全診断法の実用化を加えて第二講座から斎藤君（現奈良県立医大教授）、桑原君（現信州大学教授）の二人の循環器内科教授の誕生に発展した。

　BNPの測定法は、現在では心不全診断法として日常診療に無くてはならない診断法となっている。しかし、初期の研究室の内情は研究グループが発足して間もないころで、BNPの測定法の開発を担当していた向山君（現熊本大学腎臓内科教授）がとてつもない血中BNP濃度の心不全患者がいることを報告してきたので、測定試薬の調整や量を間違えた可能性を考えて、強い口調で再検討を命じた。再検後も正常の100倍から1000倍に至るBNP濃度上昇を確認できた。更に、この高濃度のBNPは心室から分泌されていることも証明できた。（Mukoyama M., Nakao K., et al J. Clin Invest. 87:1402-1412, 1991, Mukoyama M., Nakao K., et al Lancet 335:801-802, 1990, Mukoyama M., Nakao K., et al N. Engl. J. Med. 323:757-758, 1990）。ANPとBNPの臨床医学研究には、第二講座の先輩で熊本大学循環器内科の泰江教授の教室との共同研究と人材交流があり、ANPとBNPの診断法と治療薬としての臨床応用、心臓血管内分泌代謝学という新分野の提唱に大きな貢献をもたらした。

　CNPは第三のナトリウム利尿ペプチドで、脳内に高濃度分布している。そのCNPが強力な骨伸長作用を有することを発見した。この内軟骨性骨化促進作用は成長ホルモンの骨伸長作用を凌駕するものであり、これを利用して著しい低身長の軟骨無形成症の治療薬になる可能性を考え、トランスレーション研究を開始して今日に至っている（Yasoda A., Komatsu Y., Nakao K., et al Nat. Med. 10:80-86, 2004）。現在、国際的なPHASE IIIが進展中で、我が国の患者

も登録されて順調に進行している。CNPも臨床応用される可能性が高く、患者さんや家族の期待も大きい。本年6月に、PHASE IIの有効性と安定性がN Engl J Med 2019（DOI:10.1056/NEJMoa1813446）に掲載された。このCNP研究には小川君（現九州大学教授）の分子生物学的手法を用いた貢献が大きい。BNPトランスジェニックマウスが当時は表現不可能なほどの高身長を呈し、これは高濃度のBNPがCNPの受容体に結合し刺激しているためであることを明らかにした。BNPKOマウスの身長は正常で、CNPKOマウスは著しい低身長を呈することが分かったからである（Tamura N., Ogawa Y., Nakao K., et al Proc. Natl. Acad. Sci. USA, 97:4239-4244, 2000, Chusho H., Tamura N., Nakao K., et al Proc. Natl. Acad. Sci. USA, 98:4016-4021, 2001 ）。

　以上のように京都大学内科学第二講座から新しい疾患が発見され、新規の診断法と治療法が世界に先駆けて研究開発できるようになったのは、第二次世界大戦後の我が国の科学技術や経済活動の発展を抜きには語れない。このように京都大学内科学第二講座は、1899年に創設されて以来、地道に勉学を奨め実力を蓄え、教室員と関連病院を増やし、科学の進歩を積極的に取り入れ、社会の要請に敏感に反応し、教授の専門領域を変化させながら進歩し、我が国の内科学教室の総合性と専門性の融和を115年間（1899年〜2013年）にわたって追究し発展してきたといえる。

（文責・中尾）

編集後記と京都大学内科学第二講座のLegacy

　そして京都大学内科学第二講座の同門会は発展的に解消され、糖尿病内分泌栄養内科の同門会など専門分化された領域別内科の同門会になった。京都大学内科学第二講座の115年間（1899年〜2013年）の歴史と伝統についての記録を残そうと原稿を集め始めたが、第二講座の専門領域は第一講座や第三講座に比較して広く、適当な執筆者が見つからない領域もあった。特に呼吸器研究室は執筆者が最後まで見つからなかった。座談会で、井村教授に第二講座の歴史を振り返ってまとめていただいた欄に、結核研究所の中核になられた岩井孝義先生、内藤益一先生、辻 周介先生が第二講座のご出身であることが述べられている。糖尿病内分泌栄養内科のみならず、循環器内科、腎臓内科、臨床免疫内科、神経内科、血液内科、消化器内科、呼吸器内科にも内科学第二講座の潮流が流れている。

　京都大学内科学第二講座の歴史と伝統を基盤として考えられる内科学の在り方と針路は、第二講座の "Legacy" として京都大学の内科学の全領域で受け継がれていくことであろう。内科学における統合と分化は、内科学の永遠のテーマと考えられる。第二講座の歴史と伝統を受け継ぐ流れは、京都大学にとどまらず我が国の隅々まで、今後も延々と波及していくと確信している。

　最後になりましたが、本書の出版に3年間を要したことを心からお詫びし、京都大学内科学第二講座同門会の会員の皆様の更なるご健勝とご活躍を祈念して編集後記とさせていただきます。

2019年正月

編集幹事　西谷　裕（昭和29年 卒）

中尾一和（昭和48年 卒）